为了分离的爱

Independent Growth

自闭症专家妈妈的育儿经 ❷

陈　婕／著

上海社会科学院出版社
SHANGHAI ACADEMY OF SOCIAL SCIENCES PRESS

前　言

　　不知不觉，我从事特殊教育工作已经 16 年了。而我的自闭症孩子，也从懵懂无知什么也不会，到现在大学毕业，找到自己心爱的工作，并真正离开自己的原生家庭，在单位的集体宿舍生活。

　　我接触了无数自闭症、发育迟缓、学习困难、多动孩子的家庭；也有很多存在心理问题的孩子的父母来寻求帮助。很多时候，让我困惑甚至彻夜未眠的倒并非孩子本身，而是父母。因为改变一个孩子是容易的，而改变一个成年人的认知与思想却极其困难。

　　父母都爱自己的孩子。但是有的时候这种所谓的"爱"却不是纯粹的。小的时候，父母爱孩子，让孩子吃好穿好，学这学那，但是内心的投射却是"我对你这样好，可你还学不好，就是对不起我的爱"。（是"爱"还是为了满足自己的虚荣或是面子呢？）眼里口里都是"别人家的孩子"。等到孩子长大了，出息了，整天忙事业，甚至有的在外地或国外，父母的心声却是"都不在身边，给我买这买那，买别墅有什么用？"那在孩子小的时候花如此多的心血培养又是为哪般？平平凡凡的孩子倒是能陪在身边，但那是做父母的想要的吗？

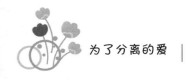

　　教育，是一个非常复杂和综合的问题。现在，有一些孩子"高分低能"，考得上大学，生活却不能自理；有些孩子学习成绩很好，但是抑郁了、躁狂了；或有些孩子到青春期叛逆了等，甚至会发生一些极端的事件。当然，这些都有各种因素影响，但是父母从小的教育却必然有其的影响。

　　从某种角度而言，普通孩子的父母和特殊孩子的父母，如何对待自己的孩子，内心的观念是相似的，只不过是两种儿童在成长上的差异，使得父母面对的问题不同而已。

　　要想改变孩子，首先是要改变父母本身；如何爱孩子，首先是要想清楚爱本身的意义。

　　这个世界上有两种伟大的爱。一种是"爱情"，是为了在一起的；而另一种爱更伟大，那是为了分离的爱，这就是父母对孩子的爱。

　　这本书的目的，不是为了改变孩子，而是先改变父母。

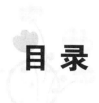

目 录

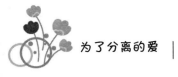

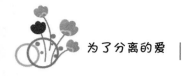

第一章

接受孩子本来的面目

我最害怕的一件事情是总有家长问我，孩子是不是自闭症？严不严重？未来会怎么样？说实话，我不知道。因为我既不是医生，更不会算命。

诊断，本来就是医生的事情。更何况，自闭症的诊断并没有太大变化。从我写《蜗牛牵我去散步》（上海社会科学院出版社，2016年）算起，已经过去10年了，这样的情况似乎也并没有太大的进展，除了将自闭症的诊断，发展为"自闭症谱系障碍"的诊断。所以，仅靠每半年或一年医生看你孩子二十分钟，或给你一个表格在那里打勾，也很难给你一个正确的答案。

其实，最了解孩子的是父母；而未来，也掌握在父母的手中。而第一步就是，你真的了解你的孩子吗？你接受他吗？你能不能永远站在他的身后，无条件地支持他、鼓励他？

第一节　逃离"鸵鸟心态"

2002 年 12 月，我的孩子在上海市精神卫生中心被诊断为典型自闭症，智商分数低，将来生活不能自理。这种天崩地裂的感觉，今日回想起来似乎已经不再那么强烈，但那种情绪的记忆却是强烈的，如死一般。

将近 20 年，我接触了无数的家长，也接待了很多刚刚被诊断或发现孩子有问题的父母。那种无法接受、焦虑、苦痛、茫然、不知所措……我都明白和理解，因为那是我曾经走过的路。这样的人生历练，是每个拿到诊断书的家长都必须要走的路。

开始的起点，好像都蛮相似，但从这天起，因为父母的缘故，孩子未来的道路就不尽相同了。我喜欢那些心态好的父母，永远在看积极的一面。这些父母来到我面前，就是来问我解决之道。但说实话，能在短时间内调整好自己心情，开始带着孩子，努力投入康复与特殊教育之中的父母，毕竟是少数。很多家长，在这个阶段花费了太多的时间，甚至，很多年都走不出来。

也许，我今天在讲的是一个非常残酷的事实。我担心的，并不

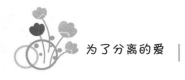

是这些痛苦和焦虑的家长，因为我相信，这只是接受的一个过程。短暂的痛苦，会激发起家长带领孩子克服障碍的信心与决心。

更让我担忧的是那些把头深深埋进土里的"鸵鸟"家长。因为你永远都叫不醒装睡的人。

在机构里，"鸵鸟"家长并不常见。因为他会觉得，他的孩子没什么问题，所以永远不需要上机构，应该和普通孩子一样上幼儿园、上学。即使现在跟不上，将来也会好的。他们会拒绝所有老师、亲人或其他好心人的劝告。但凡有人提醒他的时候，他都选择性进行屏蔽。

几年前，有一位老前辈私下里和我交流。他的某位亲戚家的小孩子，总是表现得不太对劲。

"都要上幼儿园了，可是话也不太会说，只会含含糊糊地说几个字。一点也不听话，总是乱跑。好像也不太懂事……我都感觉孩子有问题，可是他的父母并不觉得。这怎么办呢？"

当然，如果有需要，我想我可以提供一些帮助。但是，如果有人伸出援手时，他会不会接应呢？

过了一段时间，又碰到这位老前辈，他只能叹叹气，摇摇头。"毕竟是人家的孩子，他不听，我们也只能帮到这里了。"

几年后，再问起这个孩子的情况。老前辈对这件事情似乎已彻底失望了。"孩子上一年级了，还在走出教室，什么也学不进。这个爸爸妈妈，就像鸵鸟，你有什么办法呢？"

这样的故事耳熟能详，有些孩子在上小学的阶段，就被送去了辅读学校，认定为"智商极差"，或有些被送去乡下亲戚家寄养，更多的则是"消散在风中"，后来也就不得而知了。

我的通讯录上有很多孩子的家长，有些孩子在我们机构训练了1年、2年，就断了音讯，长久不再联系。有时候，那些孩子长大一点了，家长会突然冒出来，问我一些问题，或希望我给家长们指点一二。

有一天，我接到一个长久没有联系的孩子妈妈的微信，想要来和我面谈一下。于是就约了她来我的办公室。

我才开始想起她孩子的情况。

冬冬是在4岁的时候来我们机构训练的。当时来看，小家伙的情况似乎还蛮不错的，能说会背，也能够和家人或老师进行简单的对话。所有的老师都认为这个孩子希望很大，而冬冬也很争气，经过一段时间的训练，理解能力、运动能力和动手能力都有明显的进步。可奇怪的是，冬冬经常缺课，后来就来得少了，一年之后，就慢慢不再来上课了。据说，是因为家长觉得孩子大了，要上小学，上机构的路线不是很方便。当然，我知道，冬冬的能力还是不太够的，而这样的孩子，又恰恰需要长期的训练。

现在的冬冬已经是普通小学三年级的学生了。三年级的学业，自然是难了很多，冬冬就开始跟得有些吃力了。老师有的时候会和妈妈"告状"，冬冬在学校里又惹了哪个同学，或是上课的时候又自己笑了起来。而除了要接受老师对家长的"教育"之外，晚上妈妈还要盯着冬冬的功课。

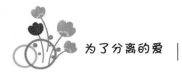

"现在的功课越来越难，冬冬越来越不会，这可怎么办？而且，他总是在课堂上自己莫名其妙地笑，这让我完全无法接受。为什么他总是和别人不一样呢？"

"你不知道，陈老师，我的压力有多大。孩子的爸爸总是认为孩子没有问题，一直要我给孩子加码补课，但孩子就是学不会。我自己心里明白，孩子是有问题，但是我也感觉自己很难接受……他未来真的就不能和其他人一样吗？……"

细问之下，原来冬冬的父亲一直没有接受孩子的实际情况。在孩子小的时候，就一直反对孩子到机构训练，认为冬冬是普通孩子，就不应该到康复机构。

因为孩子问题产生家庭矛盾的案例，总是层出不穷。不仅仅是父母之间的意见不统一，两亲家意见不统一也是常有的事情。康复训练，有的时候是必须偷偷摸摸的，因为怕一方会不高兴，家庭"战争"会一再升级。

那些积极寻找干预方法，带着孩子到东到西训练的一方总是会付出很多，这就隐藏了很多家庭不和谐的因素。有的时候是时间，有的时候是金钱。很多时候，那些想要康复孩子的一方会几近崩溃，特别是一些没有经济来源的母亲。因为既要管理家中大大小小事务，有可能还有另外一个孩子要照顾，又要每天奔波带着孩子训练；既没有经济上的资助，也得不到精神上的支持。

我并不认为，那不支持的一方全然不知道孩子的问题。每天和孩子在一起，心里应该是明白的。也许是自己的面子，也或许是不敢面对，或不愿意为孩子付出的缘故，面对这样的父亲、母亲或祖父母、外祖父母，旁人真的束手无措，没有任何办法。

在这种情况下，那个患有自闭症或发育迟缓的孩子是无法得到全力支持的。可想而知，他的干预的效果也一定不会太理想。而这样的结果，未来终将由孩子的父母全盘接受。

第二节 直面问题才有希望

接受"我的孩子是自闭症",并非一件容易的事情。有时候,以为自己接受了,但真正遇到困难,才知道自己心里的那一份遗憾,永远也弥补不了。

记得齐齐刚确诊的时候,我常常自责,自己是一个不负责任的年轻妈妈,因为把孩子交给了老人,交给了电视。我以为,只要我能够全身心地去教育孩子,给予他一种正确的教育方式,他是完全可以恢复到"正常"的。因为他不是智力障碍,他只是不愿意理我们。

半年之后,他才开始开口说第一个字,第一次叫我"妈妈",第一次可以看着卡片回答:

"这是什么?"

"苹果。"

在他学习仿说的阶段,我如疯子般,一出门,只要看到什么,就要他模仿说什么,全然不顾路人诧异的眼光。但是,我依然受不了,路边那些牵着妈妈的手,奶声奶气诉说着今天幼儿园里发生了什么，哪个小朋友又不听话了，自己今天又被老师表扬了，向妈妈表功的小小人儿。可是，我的孩子却要我用尽全身力气拉着，生怕他就这样横冲直撞向其他方向。问他什么，他还只能简单重复着你的话语。我的心是在滴血的，即使我再优秀，在一个普通小朋友妈妈的面前，我只能是这样自卑。

有时候，他似乎也在进步，让我会看到一束光。随着光线越来越亮，我会忘却，他是一个与众不同的孩子。我也常常会幻想他会变成一个全然"正常"的孩子。在这样的成长过程中，是决计不能与普通孩子去做任何比较的，因为就这一下子，我又仿佛进入了全然的漆黑之中。

似乎于万般无奈之下，我只能接受这样的命运。每一次我要花费很长的时候去教会他学习接受一项新的事物；每一次，因为他的一个奇怪的行为长时间解决不了而烦躁不安；每一次接受老师、同学对他的百般诉状；每一次下发"红灯"高挂的成绩单；每一次因为他对别人造成的困扰，我就要告诉别人，"因为他是一个自闭症孩子"……似乎每一次这样的跌倒，都会让我对他的认知更进一步，会让我更能够体会到他所面临的困难，也让我更穿上一层铠甲。

让我于百般困苦中站起来的，是我常常在心底里不断地问自己：

"你爱的是你的孩子，还是更爱你的面子？"

"他要有一个什么样的未来？"

我想，我不能永远陪伴着他，我也不能永远保护他。所以，他

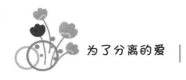

必须有他的生存之道，他也必须要有自己的铠甲。

当我放下了自己，成为与齐齐并肩的战士时，一瞬间，似乎光亮了很多。我不再比较，也不再介意别人的眼光，而只想着他所面临的人生。这便是所谓"接纳"的开始。

如果这个世界连妈妈也不接纳他，那又有谁能接纳他呢？

我的重点不再纠结于他是不是"正常"？而是，未来他如果要独立生活，他应该怎么办？我必须要给他做好能做到的所有的准备。这给了我很多希望。虽然他学什么都很慢很慢，犹如一只慢慢散步的蜗牛。但是，只要给予他很多很多次的重复，他总是一直在进步中。

当我从心底里承认他的与众不同时，好像我有了千方百计去绕开"症状"本身，只单单纯纯地关心他的成长，以及他面对未来所要具备的能力。我不再因为他的独特而痛苦，只关心他今天又学了什么新本领。偶尔也试着去欣赏他"奇特的功能"，比如背公交、地铁站名，背各国国旗及全球地理等。

有些时候，我也会被打回"原形"，还是会在痛苦与纠结中挣扎，心口中还会有那一抹遗憾。但是随着时间的流逝，看着孩子一天天进步，它就会慢慢沉入心底最深处。

某一天，齐齐和我的一位朋友聊天。十分钟后，我的朋友告诉我："你的孩子真有礼貌，他知道的东西还真多，对各国的地理风貌都有了解……而且他还特别自信。"这是一个多么令人愉悦的结局。试想，若我换一种心态与方式对待齐齐的"特别爱好"，可能又会是一个不同的结果了吧?

　　这一条"接纳"的路,是真的不好走。它绝对不是林荫大道,而是在心灵不断地拷问中淌出来的"血路"。而走过这死寂,才能豁然开朗,放下心灵的枷锁,带领孩子走向光明的未来。

第三节　抛开"有条件的爱"

我们总是以为我们爱孩子胜过一切。其实，我们真的没有我们想象当中的那么爱。

在我们机构的训练中，有一部分是通过身体的运动，带动孩子的空间、时间感以及大小肌肉的发展。在这个过程中，难免会有一些运动带来的磕碰。所以，老师们上课和下课的时候，都会非常仔细地反复检查小朋友身上或脸上会不会有小的伤痕，如果有的话，也会第一时间与家长取得联系，做好善后工作。

可是，老师们常常会悄悄和我反映，某个小朋友身上的伤是在家里被爸爸妈妈揍的。甚至有时候，在机构的监控之下，某个脾气暴躁的爸爸，也会对着孩子大打出手，看得其他家长和老师目瞪口呆。而他的理由是"孩子自闭症，我花了这么多钱供他看病、上机构，他还学不会……"

这样的怨气是不是每一个家长都会存在呢？有时候，可能也是抱怨自己的人生不公吧。为什么就偏偏生了这么一个孩子呢？当然，家暴孩子的父母毕竟是少数，但是，经常抱怨孩子不听话、笨、蠢、不正常，责骂、哀叹却是常有的事。

机构里有一个 5 岁的小女孩，长得清清秀秀，在老师手里的时候，特别听话，没有什么情绪问题。但奇怪的是，只要妈妈一来接她，她就开始躺地上，开始哭闹，要妈妈抱或者去把妈妈的助动车推倒。然后，妈妈就开始骂她、推她、拉她，每天如此。

后来，我了解到，这位妈妈有两个孩子。大女儿在家乡上小学，小女儿检查出自闭症，就带着孩子离开老家，来到我们机构上课。妈妈多次在和其他家长、老师的交流中表示，如果两年之后，小女儿的自闭症没有大的改善，就直接放弃，不再给她训练和教育了。"我不能因为她，就放弃家里的一切，还有一个大女儿。我就给她两年，如果不好，我就不管她了，给她吃点喝点就可以了……"

"我的命就是这么苦，要不是因为她，我在家里安逸得很……"

我这才明白，小女孩为什么总是要对着妈妈撒娇要赖了。因为在她内心深处，她是不安全的。虽然她不理解妈妈的想法，但是妈妈对她这种嫌弃的态度，她是能够感受到的。所以，她才会有这种一看到妈妈就情绪不稳定的现象。这样的状态，训练如何能取得好的效果呢？

不要总是以为，我们的自闭症孩子没有感觉。这样的错误，其实我也有过类似经历。

在齐齐刚开始训练的那几年里，我总是在幻想，只要我们足够努力，唬他、逼他，他总有一天会变"正常"的。他进步了，到普通小学去上学了，我就开始幻想他会一路跟上，和普通孩子一样。

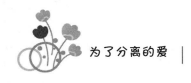

我也会每天盯着他做功课、学习，在意他每一次月考的排名。

直到他二年级，有一次月考，他数学没有及格，回到家他就抱着我号啕大哭，"妈妈，你是不是不喜欢我了？我真的太笨了，我学不来……"我突然意识到，他在意的并不是他的学习成绩，而是我对他的看法。这也决定了他对自我的评价。所以，我要很肯定地告诉他，考不好没关系，妈妈不在意。而且还得是打心底里真正地不在乎！**因为他是我的孩子，我爱我的孩子，而不是因为他是一个优秀的孩子我才爱他的。**

至此，我才逐渐明白，并非是他不努力，他是真的做不到。而我的孩子需要的是一个能够无条件接受他的妈妈。以后的每一次考试，我就不再责怪他，而是看看哪些他是能够做到，哪些确实还没有学会，真正落实根据他自身的能力设定学习的目标。我更注重的是，他有没有在学校遵守纪律，按时完成老师布置的功课，积极参加学校的活动，努力完成每一次考试，即使考卷上的答案很多是错误的。

虽然，学习对于齐齐来说，还是有一定的压力。但因为我坚强的后盾，我的不在意，所以，他反而放松很多。有时候，学期结束时，别人问他考几分？他会大言不惭地大声照实说，全然不顾其他人的眼光，还不忘加上一句："我妈说，考得不好没关系。她还会爱我的。"

直到五六年级以后，他越来越懂事，也开始在意别人的想法，逐渐有了荣辱感。这个时候，他就会略带点羞涩地轻轻答复别人：

"考得不太好。"

"爸爸妈妈爱我，是因为我考试好，我优秀。我能给他们带来颜面。如果我考试不好，他们就不爱我了。"这样的想法会让一个普通孩子缺乏童年期的安全感，长大后逐渐演变为对于这个世界的不安与不信任。让孩子成年后走向自私、狭隘或缺乏自信的性格特质。而对于特殊儿童而言，父母的抱怨与责备，甚至暴力，会让他们不知所措，出现更多的情绪与行为问题。

第四节　接受孩子，也愉纳自己

十六七年前，我刚开始办机构的时候，带着孩子来训练的多数是妈妈，偶尔也有爸爸。随着时间的推移，不知道从什么时候开始，越来越多的爷爷奶奶、外公外婆成了带孩子的"主力军"。

在孩子的问题上，两亲家之间往往会出现一些"不和谐"现象，也有相互指责的。有婆婆说媳妇只知道自己玩，不管孩子的；也有外公外婆说爷爷奶奶不管孩子的；也有丈母娘责怪女婿的……总之，家家有本难念的经。偶尔有一两个老太太会跑到我办公室，悄悄问我："陈老师，这个病是不是和遗传有关？我看我女婿就像有这个问题，理工男，愣头愣脑的，还有他们家爷爷，也是一辈子刻板……肯定和他们家基因有关……"

对于这样的老人家，我难免哭笑不得。这样的相互指责其实是没有什么用的，这样不利于安定团结的事情，对于孩子的成长也没有什么帮助，孩子的成长需要全家人共同努力。

对外的相互指责没有用，而一直对内的自责则更让人心伤。

因为孩子，一些妈妈会在微信上和我探讨如何调节自我的心态。

那些多愁善感的往往是高学历者。

有这样一位博士妈妈，因孩子被确诊了，她一度患上了抑郁症。正巧我在心理学班的同学是她以前的同事。她的同事请我帮帮她，因为她太痛苦了，接受不了，整晚整晚无法入眠。

我在微信上和她聊了一段时间。原来，一方面，博士妈妈觉得他们夫妻双方都很优秀，也没有什么遗传病史，为什么会生出这样的孩子？她觉得想不通，一下子心理上无法承受。另一方面，她也很责怪自己。为什么小的时候没有发现，一直到孩子 4 岁了，经过幼儿园老师的提醒才带孩子去诊断？而自己的工作又很忙，只能把孩子送到机构，自己对特殊教育这方面也不是很懂，总是担心会耽误孩子，常常会觉得自己心有余而力不足。

"陈老师，你把自己的孩子培养得那么好。可是，我觉得，我做不到。我面对我的孩子时，完全没有耐心。我觉得我不是一个好妈妈。我应该怎么办呢？我是不是要辞职呢？"

责怪自己，除了徒增烦恼之外，没有任何益处。何况，谁又是天生会做妈妈的？谁又天生是一个好的教育者呢？既然上天给了你这样的孩子，那就自有他的安排，我们只要尽力去做就好。

所以，我给她的建议是：一、多学习针对特殊儿童的教育方法，用理论来武装自己。二、不要轻易辞职，因为经济来源既保证了现在孩子的康复训练，也是他未来生活的基础。三、如果觉得自己不会教孩子，还是要寻找合适的机构干预。四、停止自责，全然接纳孩子，相信他一定会有进步。五、有空的时候多陪伴孩子，不管你的方法有

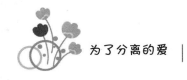

多少拙劣，只要你真心爱孩子，全情投入，孩子是会感受到的。

很多妈妈总是会与我相比，以为我是一个已经完全把自己交给孩子的母亲。现实并不是这样的。如果我们不能够爱自己，又有什么力量去爱别人，爱你的孩子呢？所以，对于孩子的帮助，并不是放弃自己，全然为孩子付出，而是你作为一个妈妈，学习和孩子一起成长，去努力学习成为一个好妈妈。

我也曾经遇到过几位妈妈，总是觉得自己为了孩子付出太多，失去了自己的生活，改变了自己的人生。不管是自闭症或是普通孩子的家长，在长年累月照料孩子的过程中，变得越来越脱离社会，也变得越来越抱怨生活，到了这样的地步，养育孩子已经成了心中的苦毒，一旦孩子的未来没有如她所愿，那么她的心理是会怎样失衡呢？生活对于她来说，还有什么快乐和幸福呢？总是不断抱怨孩子毁掉了自己的生活，那么妈妈和孩子的亲子关系，又如何能融洽得起来？孩子又怎么能够进步，能够快乐得起来？

所以我觉得，绝大多数的母亲，都不需要学我当年，为了孩子辞职，放弃自己原来的生活。如果你有自己喜欢的工作，有不错的收入，就更应该谨慎考虑。

我曾经在带齐齐的前两年中，几近崩溃。幸好后来我自己开始办机构，开始学习各种方法，把自己逐渐培养成一名专业人士。而在这个过程中，我找到了我的价值所在。所以，我感谢我的孩子，给了我这样一个机会，能够让我有今天的成就。

齐齐的所有训练，也是由我们的老师教的。作为妈妈，我只是尽力做好后勤和陪伴。在关键的时候，为齐齐做出正确的选择。

我并非一个十全十美的妈妈，和普通的妈妈一样，很多时候，我是情绪化的。急不可耐地希望孩子能"一口吃成个胖子"，看到他慢慢吞吞的样子，也会恨到牙痒；看到他进步的时候，会开心地手舞足蹈；看到他停滞不前，也会伤心难过、垂头丧气。有时候，搂住他在怀里都亲不够；但有时候，心里也会把他揍个千万次；忍不住的时候，真的会打过去，马上又抱住他，给他道歉。而那样的夜晚，我总会呆呆地看着他熟睡的小脸，满心愧疚。

随着齐齐的长大，因为我的严格，他偶尔也会顶嘴，"我已经做得很好了呀。""我认为我是对的呀。"

有时候，我会布置他做家务或完成很多功课，洗碗、扫地、洗衣服……诸多要求。他还会说，"我都不想和你生活在一起了。""我要离家出走了。"

"好呀，你走呀，谁来给你钱，吃好穿好，哼！"多数情况下，他迫于我的权威和经济制裁，只能屈服。

"那你以后温柔一点，好好和我说。"

但是，我的每一个生日，每一年的母亲节、圣诞节、春节……他都会给我送上礼物。有时候，是一杯奶茶、一块蛋糕；有时候是一条围巾、一顶帽子；甚至有时候，他还会用他那直男的眼光为我挑选一副耳环、一串小手链；看到外面好玩好吃的，他也总是会想到，给家里的老娘带一份。

这不就是最真实的母子写照吗？家庭成员之间的相爱相怼，谁

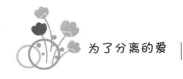

家又没有呢？

过了一段时间，博士妈妈在给我留言的时候，感觉到她的心态变得好一些了，虽然有时候也会有些纠结，但不再那么焦虑，孩子也在慢慢进步中了。

当然，自闭症孩子的进步，并非那么容易和简单，需要日复一日、年复一年的反复训练，反复教育。有的时候，我在给自闭症孩子的家长做演讲的时候，常常会说"上天给你的礼物，都会在暗中标好了价格"。所以想要不付出就收获的，这是不可能的，而我们的孩子，则可能是普通孩子的几十倍，几百倍，甚至是几千倍的付出。

所以，不放弃自己的生活，好好爱自己，并不意味着不努力去做好的父母，去做好的自闭症孩子父母。孩子小的时候，我们要尽全力去帮助他，为他选择好的方法和老师，养育他健康成长，寻找合适的家人或老师一起来提升他的所有能力。大一些了，我们就要根据他的实际情况，选择合适的学校，最适合他成长的方向，引导他成为一个独立自主的普通人。我们更要为孩子树立良好的榜样，让孩子能够成为一个积极向上、努力勤奋的人。而我们更是孩子最为坚强的后盾，永远支持他、鼓励他，当他面对一切困难的时候，有自信，有力量。

没有人是天生的完人，也没有什么完美的父母。我们所要努力的，是要学习做更好的父母，为孩子找到正确的方向、积极的榜样。而我们的孩子，同样也要接纳他"不完美但努力"的父母。

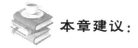 **本章建议：**

1. 发现孩子有问题的时候，父母不要选择逃避。孩子的情况在没有干预的情况下，并不一定会随着年龄增长而变好，鸵鸟心态只会耽误孩子的康复和教育。

2. 不管如何，父母要学着接纳孩子，即使只是无奈接受。从孩子小的时候起，我们就要开始为他考虑未来的生活。

3. 父母对于孩子的爱，不应该附加任何条件，自闭症的孩子就是存在这样或那样的问题，过于苛刻反而让我们的孩子难以进步，或出现情绪的问题。

4. 家庭成员之间既不要相互指责，也不要过多自责。父母不应该为了孩子放弃自己全部的生活，而是要学习去做"更好的"父母。

第二章

为什么是认知发展，而不是行为纠正

"自闭症妈妈"这个称呼，我已经用了20年。为了孩子，我也曾经走遍千山万水，想要寻得一剂良方，能够妙手回春。最后，我才知道，既没有什么灵丹妙药，也没有什么捷径。我能够走的唯一的路，就是老老实实地训练他、教育他。

　　20年前，我们几乎没有机构。方法也就那么有限的几个。20年后的现在，铺天盖地的机构和方法。什么才是有效的方法？看到有些家长为了孩子花费了所有的积蓄，带着小小的人儿，一天赶几个"场子"（各类机构），不仅辛苦，很有可能还看不到什么效果。

　　这是什么原因呢？

第一节　自闭症能"治愈"吗？

这还得从自闭症的诊断历史谈起。

1943 年，肯纳（Kanner）提出了自闭症的概念。其实在很长一段时间内，都没有引起重视。

一直到 1980 年，美国《精神疾病诊断与统计手册》（*The Diagnostic and Statistical Manual of Mental Disorders*，简称为 DSM）第三版中，才有了一个叫作广泛性发育障碍（PDD）的大类，自闭症以婴幼儿自闭症出现在 PDD 之下，并单列为一种疾病。

而在 1987 年和 1994 年 DSM 第三版和第四版中，自闭症才正式被叫作"自闭障碍"，仍然是列在 PDD 之下，只不过诊断标准以及具体的病类略有增加和修正。而那些不满足诊断标准的孩子，则都被安排在新增加的待分类的广泛性发育障碍（PDD-NOS）里。

这样就到了 2013 年，这个时候 DSM 第五版中，除了病类的修正之外，把病因已经明确的雷特综合征划出去了，把自闭障碍、阿斯伯格症、儿童崩解症，还有待分类的广泛性发育障碍合并在了一起，叫作自闭症谱系障碍（ASD）。至此，自闭症不仅是一个病名，

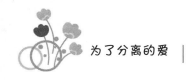
而是一种类似光谱的诊断了。

这从客观上导致被贴上"自闭症"标签的孩子貌似在最近 10 年内增加了许多。也有一种说法是，在 2013 年前被诊断的，基本上是比较典型的自闭症。而之后被划在谱系里的孩子，多数比较轻微。

从自闭症的发展史来看，它的诊断仍然是比较模糊的。经过这几十年的研究，自闭症的病因仍然是众说纷纭，并没有一个合理明确的解释。所以，即使很多专业医生，对于"自闭症"的诊断与解释也并不统一。

这种带着不确定性的泛概念，让新的自闭症孩子的家长非常迷惑。

而实际是，家长对于诊断的迷惑，最初是从医生那里得到的。正是由于诊断标准的不明确，所以造成了医生对于"自闭症"所持有的诊断标准也带着极大的个人理解。

所有的自闭症的诊断都是行为的。不是医生在那里观察孩子询问家长，就是家长在那里填写量表。这种诊断方式也带着极大的主观色彩。结果就是，导致自闭症的误诊。

没有人能够真正说明白自闭症是什么，因为这个诊断是行为的，不是医学的或是科学计量的，虽然很多孩子去医院做了包括核磁共振在内的一系列检查。医生也并没有就这些报告能够把"自闭症"这件事情说清楚，但这些孩子的症状以及未来产生的严重后果又是客观存在的。

很多的家长带着孩子走了几家医院，或许会有不同的结果。有些家长不再寄希望于去医院诊断，而是发现孩子出现症状，就立即投入早期的干预之中来。不得不说，这些家长是明智的。而这些家长绝大多数都是生活在城市中，习惯于使用互联网来了解更多的信息。

而很多来自非发达地区、农村的家长们，仍然习惯用一种陈旧的眼光来看待"自闭症"。觉得这是一种病，得要治疗。这就让很多打着"高科技治疗"或"传统中医针灸"等一系列的伪科学有了可乘之机。很多家长在兜兜转转的过程中，在来来回回的折腾中，在耗费了所有的积蓄中，在没有看到任何希望的情况下，选择了放弃。

而正是这些不确定的因素，那些奇奇怪怪的观点，在这个所谓"自闭症圈"里争论个不休，也难免总会有人追捧所谓的"中医治疗""生物疗法"，甚至推崇不经任何训练的"自然代养"等。

近年来，某位南方的医生大咖又引入了"脱帽"的概念。孩子在经过训练和治疗后，只要行为指征分数降到不再符合，便视为已经脱离"闭圈"。这让很多家长有了更多的追求方向与信仰，更有甚者将这位医生奉为神明。

那么究竟这些孩子当初是不是真正的自闭症？而这些方法，是否真的有效果呢？而所谓的"脱帽"是指改善了，还是完全被治愈了呢？这些"脱帽"孩子的未来究竟会如何？是否还存在症状呢？好像并无人知晓或解释，有人说原来就是"误诊"，也有人说是"治愈"，还有人说只是某种程度上的极大改善，并不存在"好了"的说法，也或许是兼而有之……总之，说不清似乎是一种常态。而面对自己家的孩子，还存在这样或那样的问题，和同龄孩子的差距还一

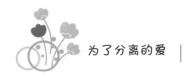
大把……多数的家长还是在迷惘之中的。

最后可能仅存的一条道路，便是真正走向"通灵"的道路，改名字的、找大师的、做法事的……似乎也有点效果。去网络上看看很多社交媒体和平台，"闭圈"的很多方法也许看起来可笑，却是这些家长们的真实写照。

这样的困惑从"自闭症"被国人知晓起，到 20 年前，我成为自闭症孩子妈妈的时候，也曾有过。而现在，这样的困扰仍然存在，并没有改变。对于诊断，对于改变，对于治愈，还是存在不同的解读。理想与现实，不同人的解读，有着千万种的解释。

2020 年疫情的原因，很多孩子没有办法到线下机构上课。为了帮助家长们在家里开展康复训练，每周五晚上我都会在短视频平台上做直播，解答家长们的问题。在这里，我接触到了很多不同的家长。我发现了一个有意思的现象，每周的直播，一定会有不同的家长问我同样的问题。那就是"自闭症与发育迟缓的区别是什么？"

这个问题的背后，有两个原因。

第一个原因，是与诊断相关联的。首先，就目前而言，我们有了一个全新的概念，叫作"自闭症谱系障碍"。它更广义地定义了"自闭症"这样的病症，所以，它更像一个症候群，但凡是有沟通与社交相关问题的孩子，都会被归于这个谱系。由于自闭症知识的普及，更多的家长在 0—3 岁这个阶段，就发现孩子的异常症状及发育落后的问题。但 3 岁之前，更多的医生建议是不给孩子做明确诊断。因为孩子尚小，仍有成长的机会，贸然给孩子下结论从某种意义上来说，也是对孩子的不负责任。而很多谱系孩子在早年的时候，症状并不是那么明显，通常都在发育上有这样或那样的迟滞，基于此，很多医生在无法明确的情况下，就会给出"发育迟缓"的诊断。而另一方面，则是因为自闭症的诊断，仍然是以行为诊断为基础的，即使有了"谱系"这样的概念，不同的医生对于"自闭症"的理解仍然不尽相同，这就造成很多带着症状的孩子被诊断为发育迟缓。

第二个原因，则是家长的理解问题。从字面上来解读"发育迟缓"只是"迟缓"，这是不是意味着过些时间，随着孩子的成长，就会逐渐跟上，变得不"迟缓"了呢？抱着这样的侥幸心理，拿到"发育迟缓"诊断的家长，会不自觉地以为"发育迟缓"比"自闭症"的程度要好，或者说以后会逐渐跟上呢。

那真相是什么呢？

某天，来了两位家长报名，都带着自己的孩子。巧的是，我正好在接待室，与她们不期而遇。其中的一位妈妈，一眼就认出了我，"陈老师，你还记得我吗？一年前，我就来咨询过。"我略有些尴尬，这么多家长，我哪里记得呢？我只能笑笑点点头，坐下来和她聊起来。

原来孩子在 2 岁多的时候，妈妈就察觉，孩子有一些发育上的问题：不会说话，不理人，不像同龄孩子般懂事。但有的时候，当他有需要的时候或想要得到自己喜欢的、想吃的东西时，就显得特别聪明，总能找到自己的目标，也会拉着妈妈的手去拿，但就是不肯说话。妈妈觉得奇怪，就带他去医院检查，医生说是"发育迟

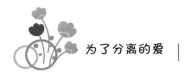

缓"，也没有什么具体的建议。

来到我们机构咨询，总觉得孩子问题不会那么严重，"迟缓么，我想，长长就会好的。"妈妈是这样告诉我她当时的想法。

"可是，一年多过去了，孩子没有任何的变化。"她开始心痛起来，"上个星期，再去医院的时候，医生就明确诊断为自闭症了。就这样，白白浪费孩子一年多的时间。"所以这一次，她不仅自己带着孩子来报名，也把医院里同样诊断为"发育迟缓"的孩子，带过来一起报名。

这样的案例，并不是特例，总会碰到有那么几个，孩子小的时候是被诊断为"发育迟缓"，但这样或那样的原因，没有及时干预或者不重视，过了1—2年或2—3年，最后还是被确诊为"自闭症谱系障碍"。这并非医生误诊的原因，诚如我之前所说，没有确诊，并不代表"发育迟缓"的孩子没有问题。

庆幸的是，过了4个月之后，这个孩子终于开始开口说话了，也逐渐在进步之中。

有些家长会问我，我的孩子没有任何的社交问题，到了一岁多也开始说话了，就是在动作或思维方面比同龄的孩子差，发展慢，这样的"发育迟缓"长大了会不会和普通的孩子一样了呢？

均均是一个活泼可爱的小女生，从三四岁就已经在我们机构训练，嘟嘟的小嘴巴可爱说了，但和同年龄的孩子相比，总是慢了那么半拍，思想简单，没有耐心，学东西总不如其他孩子那么快。

孩子的妈妈非常坚持，为了孩子换了一份相对轻松的工作。除了上机构训练，自己也在家里配合，还学习了很多相关的心理学教程。孩子的进步也是有目共睹，一路顺利入读幼儿园、小学，现在已经升到了初中。面临中考，妈妈反倒是有些焦虑，因为孩子的学习成绩和其他孩子比，总是有落后的现象。所以，妈妈决定还是让孩子初中毕业之后，就上职业学校，学习一门技能。即使如此，作为母亲，她对孩子的未来还是有一些担忧。

我倒是常常劝慰她放心，经过这么多年的教育和干预，孩子将来一定不会有太大的问题。

这是一位非常开明的妈妈，因为她的接纳和付出，让孩子能够成长起来了。在世俗的眼光来看，这个孩子绝对算不上优秀，但孩子未来一定能够自食其力，有一个美好的人生。

那是不是意味着单纯"发育迟缓"或被诊断为"发育迟缓"的孩子，会比"自闭症"程度要轻一些，状态要好一点呢？很多家长都有这样的想法，但是很可惜，答案是否定的。其实每一个孩子都只是个案，没有任何可比性。

纵观人类的发展，即便科技日新月异，但似乎仍然没有了解自我的方法，特别是人类的大脑。而大脑出现的各种各样的问题，医学仍然束手无措，甚至都不知道大脑中的"BUG"到底在哪儿？婴幼儿期出现的各种脑部病症，除了少部分找到了病灶，有了确实的命名之外，多数的问题，在医院里似乎也没有一个最终的答案。但是，这样的孩子都有一个共通点，就是整体或某些方面发展晚了、落后了。所以，被诊断为"发育迟缓"似乎都没有太大的毛病。

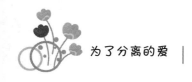

　　除了那些很明显有自闭症状及其他病因明确的病症，如脑瘫、唐氏综合征等，很多时候，医生们只能把那些不太确定或不明原因的儿童脑部问题，都归为"发育迟缓"。而在我 16 年的特教生涯中，确实也碰到了那些发育极度迟滞，用尽所有教育的方法，也很难获得进步的孩子。他们的能力真的非常弱，可能到了八九岁却还只有一两岁的能力。虽然这样的孩子非常稀少，但确实存在。

　　诚然，我理解家长们的想法，总是希望孩子不要被贴上这样或那样的标签。即使被诊断了，也希望是能够被"治愈"的。而我又不得不，一而再、再而三地出来给家长们泼冷水。因为我明白，这条路不好走。我们真的要做好坚强和坚持的准备！

第二节 是"治疗"还是"教育"?

家长们为了孩子的问题，花费了无数的金钱与精力，想尽了一切办法。如果听闻某个家长又去试了什么新药，或是去尝试那些动辄几千几万的疗法，也不以为奇了。

记得有一位妈妈，带着8岁的儿子来康复。从孩子三四岁至今，妈妈也尝试了不少的机构和方法，可好几年下来，孩子才开始说一两个含糊不清的发音。这次，也是经过家长介绍，来到了我们机构。

"陈老师，我们在这孩子的身上可没少花钱。只要听到哪个地方好，我就带着儿子去试，可是经过这几年治疗，也总不见好。你说，这是为什么呢？"

作为机构老师，我开始耐心地给妈妈分析自闭症目前的情况，以及我们应该依靠长期不断的康复训练、特殊教育，逐渐让孩子走上正轨，慢慢地让孩子进步和成长起来。当然，妈妈听完之后，还是很虚心地接受了。

但是，过了不到一个月，妈妈就来向我"请假"了。

"陈老师，我们要向你请几个月的假。"我就问："怎么了？"

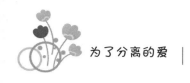
"我们已经约好 ×× 三甲医院的 ×× 专家，要给孩子做个开颅手术。"我就好奇，是什么样的手术呢？原来，不知道妈妈又听哪位给她介绍了一个专家，说是因为孩子的额头容量太小，所以不利于大脑的成长。这个手术就是把前额进行扩容，让孩子的大脑能够更好地成长。简单来说，其实，这属于一个整形手术。

"陈老师，你看，你的脑门多大呀，又宽，所以才特别聪明。我仔细观察了，我儿子确实是额头长小了，所以必须要去做这个手术。……"这让我哭笑不得，真的不知道如何和她去解释。我向她论述了我的观点，从孩子的安全角度来说，以及对于这个效果的不确定性，大可不必去动这个刀。

但是，妈妈的心意已决，"这可是三甲医院，很多人都去的呢，肯定错不了。"

后来，我只是听说，孩子在手术之后并没有出现妈妈想象中的突飞猛进。所以，妈妈就把孩子带回老家的一所特殊教育学校就读，以后，就再没有听到过这个孩子的消息了。

这只是一个比较极端的案例。但是，在我们周围，各式各样的疗法似乎比比皆是。家长在对"自闭症"这个病症不明确的情况下，总是寄希望于用一个什么样的疗法可以将它"治愈"，而换来的往往是失望。

2013 年儿童节，上海电视台第一财经频道播出了一个很有意思的纪录片《财判之"自闭症江湖"》。不知道从什么时候起，"自闭症"就已经变成了各个商家眼中的"香饽饽"。医疗的、训练的甚至

"灵异"类的，都把目光瞄准了自闭症家长的口袋。

当自闭症家长好不容易从中医、西医、扎针、推拿、排毒、禁食、补充各类营养药品……五花八门的医学治疗当中抽身出来，想要踏踏实实地进入康复训练之中。然而，各学派之间又让人眼花缭乱了。听听都有道理，带着孩子一天赶几个场子也是常有的事儿。可是，效果似乎还是不尽人意。

20年前，很多人都没有听说过"自闭症"这回事情。第一批被诊断为"自闭症"的孩子的家长苦恼于这些孩子没有地方可以去，没有人可以帮助，除了仅有网络上的一些国外资料。带着我"新鲜"诊断的儿子，去咨询了一些老家长，似乎也没有什么头绪。

医院里也有一些简单的训练，但是看起来并不专业。简单的感统器材和一些所谓的训练，带着孩子玩一玩，一个小时就结束了。每个星期去一次，根本看不到孩子的变化。

仅有的几家机构，基本上就是ABA加感统训练。那个时候似乎也没有其他方法，ABA被认为是针对自闭症的最好的训练方法。齐齐训练了几个月，好像是比之前配合一些，也慢慢开始学会仿说简单发音了。

但是，齐齐并没有因为改变了行为，而变成不是"自闭症"了。他还是好动，上蹿下跳；眼睛也不注视人；只喜欢背广告词、背公交站名；而各种各样的行为问题越来越多，抓别人眼镜、摸别人丝袜……让人头疼。最要命的是，他学习任何东西还是那样慢，有时候似乎怎么也学不进去。而且，作为他的第一训练师，我已经黔驴

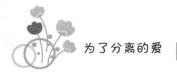

为了分离的爱

技穷，不知道怎么教好。

对于这项技术，我进行了深刻的反思。主要的疑问有几点：

第一，对于一个两三岁的孩子，是不是非要他坐下来配合？训练目光对视，训练安坐，训练配对……就算是哭着，也得完成。做对的时候，给他一点点零食当作强化物，就好像训练一只小动物。难道自闭症孩子就非得如此吗？看到普通孩子的两三岁，都是妈妈或托班的老师带着唱唱跳跳，似乎和我们很不一样。

第二，随着我对齐齐的训练越来越深化，一方面，我自己不知道应该教什么，因为 ABA 只是一个利用强化、机械训练的方法，可并没有告诉我们，孩子到了什么阶段，应该教什么。现在回想起来，我也许真的是常常教错。因此，他的脾气也渐长。在这样的拉锯战中，我和他都情绪崩溃了，似乎并没有赢家。

第三，也是最为重要的一点，小朋友在所谓的"桌面"教学过程中，学会的某一项技能，但是换个环境、换个人，又不会了。很多 ABA 的老师称之为"泛化能力"。我的问题是，应该如何让孩子"泛化"呢？这些内容，他是真的学会了吗？还是只是一种简单的机械的记忆呢？有时候，你重复教他的内容，他当下似乎会了，可是过了一段时间，你再问他，好像他又把所有的内容还给你了。

第四，如果说"自闭症"的核心障碍是"社交"问题。而 ABA 好像也并非解决社交的方法。通过"功能性行为分析"似乎能解决孩子的一些行为问题，但是这些行为并没有真正消失，只是暂时性地改变了。而真正的社交似乎与此又关系不大。

有时候，我常常觉得自己是幸运的。和很多家长不同的是，我并没有成为自闭症圈的"追星族"。当一些无奈的家长们，追捧某些专家和大咖，往往不惜花费金钱与时间，从一个城市飞往另一个城市，只为了能让"某神"看一眼孩子，我觉得这是不值得的。因为真正能够改变孩子的，是我们自己。对于那些想不明白的问题，我总在暗自思考，也总有一些真正的专家，给我一些启发和引领，让我突然柳暗花明，从另一个角度来看待问题。

在自闭症的谱系中，有一些被称为阿斯伯格症或高功能自闭症的孩子。这些孩子的智商较好，但是感知觉异常往往困扰着他们。对于这些孩子而言，学习似乎不成问题，但人际交往却常常让他们不知所措，就如美剧《良医》中的墨菲医生。

而绝大多数的自闭症孩子，却没有如此不幸之中的万幸了，对他们来说可能学习简单的生活技能都是一件非常困难的事情。而我的齐齐恰巧就是后者。因为感知觉的问题，每天都在横冲直撞，学习对于他而言，更是一件困难的事情。而这些孩子，才是我们急需去帮助和提升的。

当我们换一种思路去考虑，抛弃"社交"这个特定的功能，而只想着孩子的发展，好像会让我们的思路变得清晰一些。而事实是，在发展的过程中，互动社交就已经穿插其中，随着孩子智慧的发展也逐步建立起来。因为，普通孩子也是这样成长起来的。

我无法像某些大咖，把自闭症说成是父母幻想出来的病症。我觉得，自闭症是真实存在的。但是，我们目前的医学没有办法去探

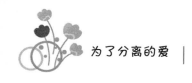

知或改变，而自闭症孩子更需要的是教育，而不是治疗和改变。

当我不再把目光聚焦在"改变"自闭症这件事情上，而是换了一个维度，让他带着自闭症去发展。自然学习的重点就变成了如何让孩子的智慧逐年增长，而不再是那些所谓的"症状"。因为，如果他是自闭症儿童，带着没有办法治愈的病症，那么这些症状其实是根本无法改变的。

转了方向，我就开始去着手研究普通孩子是如何成长的，他们的行为、语言、理解和表达等，是如何一步步成熟起来的呢？在心理学的流派中，有一门叫"行为学派"，而之前所说的 ABA 就是从行为学派发展出来的，被称为"行为纠正技术"，通过强化、惩罚、脱敏等手段，去塑造自闭症孩子的正向行为，减少问题行为。而另有一门叫作"认知学派"，是一种学习理论，与行为学派的理论相对。这个学派认为学习是通过感觉、知觉得到的，是由人脑主体的主观组织作用而实现的。它的核心观点在于学习并非是机械的、被动的刺激，而是外界刺激和认知主体内部心理过程相互作用的结果。著名儿童心理学家皮亚杰是认知学派的重要奠基人，他提出了儿童认知发展的四阶段论是当代认知学派最权威的理论。

认知学派的内容似乎看起来和自闭症的关系不大，却解释了很多我之前想不明白的地方。很多自闭症孩子看起来程度很差，核心的问题却并非在社交的障碍或是目光、注意力的问题，而是他们各方面的能力都很弱，什么都不会！而因为他们的情绪、眼神等的问题，又让父母或教育者变得无从下手，在孩子们大脑还具有强大可塑性的儿童时期，白白错失了发展成长的机会！

当我有幸接触到以视知觉功能、听长语句和感觉动作能力的"视、听、动"学习能力提升方法的时候，多年的疑惑慢慢开始明朗了。不强调孩子的社交与先天缺陷，把重点聚焦在如何提升孩子年年不一样的智慧发展上，通过"聪明运动"根本提升孩子们的认知水平，让在黑暗中的自闭症孩子因特殊教育照进了一道光。（具体教学方法可参看《蜗牛牵我去散步》，本书不以此为重点）

第三节 是"自闭"症状还是发展慢了、晚了

时光荏苒，20 年居然就这样悄悄过去。当我再度纵观整个自闭症"江湖"的时候，已经不再是当年孩子找不到机构，没有地方可以学习的模样。现在的"江湖"可谓轰轰烈烈，各种方法层出不穷。ABA 已经不再简单是当年的回合式教学法了，由此派生出各种的方向，什么 PRT、早期丹佛、地板时光、结构化教学等；也有很多针对核心障碍的，如游戏疗法、RDI、PCI；还有那些针对家长需求开设的课程，如不会说话就去上口肌，要社交就去上融合……一派景象，好不热闹。

另一方面，自闭症机构的快速发展，让所有的人都以为自闭症机构是一个香饽饽。遍地开花的机构，挂着各种头衔的专家，既有收费极其便宜的个人小作坊，也有动辄每月几万甚至更多康复费用的高档机构。家长似乎陷入了选择困难症之中……

而我自己的机构，也已经从一个小小的地下室走出来，不仅创办了自己的品牌，加盟中心也遍及了大江南北。凭着自己的坚持与口碑，"星宝上学"的合作伙伴几乎全都是和我一样的家长，因为孩

子需要一个好的方法长期坚持训练，而自己也同样需要一份靠谱而稳定的事业。

我们这些家长们，不仅在共同的事业上相互扶持，也在孩子的成长过程中相互鼓励与打气。我们常常会在微信群中，去讨论各类方法的差异与效果。有一天，我们年轻的天津宝坻中心的主任和我们分享了他和家长的交流。据说，这位家长一直在追问各类方法之间的区别到底是什么，效果怎么样？可是这么多方法一一解释，要花多少时间呢？这个时候，小施主任急中生智，他用"郭靖练武"来打了一个比喻。

郭靖可谓是金庸老先生笔下武功最厉害的男主角之一了。但是，他小的时候却被认为是天资愚钝之人。"江南七怪"是他的武功启蒙师傅，虽然这七位师傅的武功并未达到绝顶境界，但他们各自都有一门惊人的绝技，是为江南武林的佼佼者。而且，江南七怪为赴丘处机的赌约，可以说把自己最厉害的绝学毫无保留地都教给了郭靖。师傅们没日没夜地教，郭靖没日没夜地学。可是郭靖学了十八年，武功还是没有什么长进。

而真正的转机是什么时候呢？在一次偶然的机会中，郭靖遇到了全真道掌教马钰。马钰说郭靖习武是"教而不明其法，学而不得其道"。马钰倒是什么也不教，只教郭靖如何"睡觉"。看似没有什么招式，却教的是全真教基础的内功心法。

之后，郭靖如同"开了窍"一般，武功突飞猛进。后来郭靖只用了月余就学会了洪七公的降龙十八掌。而之后，他的功夫更如同

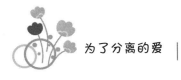
开了挂般，九阴真经、双手互博、七十二路空明拳，全部手到擒来。其实，郭靖才是真正的武学天才，学习的时候专注度极高，心无旁骛，不耍小聪明，循序渐进。

而这不正像我们的自闭症孩子吗？总有家长每天带着孩子学这学那，针对社交，针对核心障碍，针对语言沟通……所有的方法恨不得都试一遍。但，我们往往忘却了，所有的人都是用身体去感知这个世界，用耳朵去学习语言，用眼睛去理解，从而学习抽象概念、计算数字的。如果小朋友的核心学习能力没有提升上来，还像年幼的孩子，那这些所谓的"社交""融合"都好似空中楼阁，没有太多的用处。"大道至简"，家长们纠结在自闭症的病症之中走不出来，却不记得，每一个孩子成长起来的过程其实都有相似之处。自闭症孩子，也不例外。

自闭症孩子的诊断过程中，家长必会填写一份"自闭症行为评定量表"（ABC 量表）。自然而然，这个量表上的行为被认为是判断自闭症的标准。但是，我们在其中会发现，很多行为和自闭症的关系不大，与孩子的认知发展倒是有很大的关系。

比如说，"不能接受指令""不会玩玩具"，即使是普通孩子，当他在婴儿期，也是什么都不明白的呀。"代词运用的混乱，不会使用你、我、他"，年幼的孩子在一段时间内也会出现这样的问题，而我们的自闭症孩子，在学习之后，也能够很清楚地分辨你、我、他。只不过，他的学习年龄比普通孩子要晚一些或晚很多而已。

量表中描述的很多行为，在普通孩子小的时候也会发生。而只要好好地把我们的自闭症孩子教起来，很多的能力和行为，他都是可以习得的。可见，所谓的自闭症"脱帽"并非真正的不是自闭症了，只不过是在这些分值上得到了改变，而关键的改变是孩子成长和发展了。

自闭症的症状和孩子的成长问题交织在一起，总会让家长的思绪变得很迷茫和混乱。

再来举个例子。很多家长会问，如何让孩子有主动语言？似乎孩子只要有了主动语言，就不是自闭症或是症状缓解了。有的家长还进一步问，"陈老师，孩子能够表达自己的需求，这个算不算是主动语言？"我知道，一般问这个问题的，孩子的语言都不是很多，甚至是才开口没多少时间的。我演讲的时候，就会问家长们：那些每天一见面就问你"你今年几岁了？家住哪里？"然后下一次碰头还问你同样问题的自闭症孩子，是不是讲话很"主动"？家长们常常会哈哈一笑。可是，我却不是为了博家长一乐的。

有的孩子才开口说话没几天或只能说一两个字，家长就急急忙忙要求"主动"；有的孩子理解、表达都很差，只会背诵或跟仿，也被要求"主动"。看到谁，都被要求"主动"打招呼；不管看到什么，都被要求"主动"表达……其实，语言主不主动并不是最重要的，正确运用语言才重要。即使是普通孩子，语言的学习也并非一蹴而就，而是有一个漫长的过程。

同样地，谈到社交问题，我们的家长都聚焦在：孩子有没有在幼儿园里和别人玩？如果你的孩子没有和其他同龄孩子相当的玩的

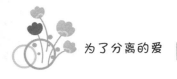

水平（玩法）、语言的能力以及理解的能力，能不能和其他孩子玩在一起呢？有些所谓的融合游戏课，带着几个同样是自闭症的孩子在那里一起做游戏，基本上都是在假玩，根本谈不上真正的社交。很多自闭症孩子并非不想和别人玩，有的是不会玩，有的是不理解意思。

即使是普通孩子，社交也会随着年龄增长不断发展的。同一个班级相同年龄段的孩子，我们常常会发现，能力相当的孩子比较容易玩在一起。所谓"物以类聚，人以群分"，能力上的差异造成了孩子之前玩法的不同。而班里也往往会有一个"学霸"孩子，不屑与我们这些凡夫俗子玩在一起的呢！普通孩子的父母往往这样教育，"不要和别人玩，好好学习才重要！"

可见，普通孩子父母盯着的是成长与发展，而自闭症父母盯着的是"好了没有"。回过头来，我们已经知道自闭症无法治愈，社交这个核心障碍很难逾越。如果我们还始终要钻这个牛角尖，把大量的时间花费在孩子"好了没有"上，而忘却了，自闭症孩子，首先是一个孩子！拼命盯着"语言要主动""要和别人玩""目光要对视"这些外在的症状上面，孩子的认知发展却被错过。未来，我们得到的只能是一个能力很弱的自闭症成人。

齐齐今年21岁了，坦率来说，他并没有"好了"。他只能从字面上直白地理解意思，很难理解别人隐晦的言外之意，他也无法从别人的角度去体会，他的情感比普通的人要弱很多……他仍然是一个"自闭症人"。只不过，他比很多当年和他差不多的孩子要好很多，他可以胜任简单工作，可以独立外出，可以独立生活在集体宿舍里，可以自己安排业余生活……即使如此，他的社交也要比很多自闭症孩子好，因为他越成熟，能力越强，我们就越容易教得进去，那些社交的规则也更容易理解。他并非自闭症人中程度好的，也并非恢复得最好的，但他具备的能力，能够让他在安稳的岁月中独立愉快地生活。这不就是很多困惑的父母想要的结果吗？

第四节 刻板行为有大用处

　　我在天津有一位"铁粉"妈妈。说实话，她的孩子确实不是程度很好，而这位坚强的母亲自从孩子诊断以来，就一直带着孩子进行训练，机构和家里同时进行。可是，孩子的语言始终没有突破，几乎就是不会说话。后来经人介绍，来到了我们的天津中心，在妈妈和机构老师的共同努力下，慢慢地，孩子会说的话越来越多，句子也越来越长。因为看到孩子的进步与成长，所以妈妈特别信任我们。我每一次开课，每一次家长培训，每一次网络直播，她总是第一个报名，而且全程认真听讲，勤于思考，踊跃提问。

　　2021 年，我去天津南开中心的时候，她来见我，送了我一大束美丽的鲜花，让我甚是感动。我的感动不仅仅是因为鲜花，更是因为她的坚持与乐观。

　　她告诉我说，孩子比之前又有进步了，能表达一些简单的话。之后，她问了一个问题，却让我啼笑皆非。

　　"陈老师，我的孩子特别刻板，总是不愿意改变。如果今天走了这条路，明天换一条路，他就不肯不走了。他现在通过训练，能力进步了，我就要锻炼他不刻板。所以，我每天带他来上课就换不同的方式。今天乘出租车，明天坐公交，后天乘地铁，有时候还骑自行车……这样的做法，对不对啊？"

我真的很佩服这位妈妈的付出，为了孩子，真的是什么都愿意做啊！但是，这样的教学方式，我却无法苟同。这不仅不能训练孩子不刻板，还会让孩子的思维很混乱。

我们来试想一下，我们自己的生活。在家里的餐桌上，家庭成员的位置有没有经常换呢？东西是不是都按固定的地方去摆放呢？我们是不是也会只固定一条路线上下班呢？从某种意思来说，"刻板"意味着有规则，守规矩。

对于孩子的教育而言，也是先要教规则，然后才能进入变化的。自闭症孩子在发生改变的时候，会出现情绪的问题。我们仔细推敲会发现，往往这些孩子对于事物的理解不足，情绪把控幼稚。

每天都要经过同一路线去幼儿园，可是今天修路了，所以要换一条路走。

可是他不明白啊？

什么叫修路？

什么叫换一条路？

妈妈今天要带我去哪里呀？

是不是要带我去医院啊？那里有个医生要打针，好疼哦！

还是去找那个严厉的老师？他好凶！要我干这干那的。

……

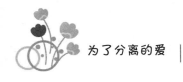

年幼的孩子无法理解周围的变化，也没办法一下子就能够适应，只会用哭闹的方式来表达自己心理与情绪的变化、忐忑和不安。自闭症孩子的理解能力跟不上年龄，心智、情绪都还处于年幼的状态，自然就无法接受改变了。

很多所谓的"刻板"都是和孩子的成长有关系。比如说转圈圈、开关灯、开关门、玩车轮子……这些重复的行为，在普通孩子的某个成长阶段也会出现，不同的是，孩子在慢慢成长的过程中，玩的方式在不断进化，所以，成人不会感觉他们"刻板"。而自闭症的孩子，他的能力始终处在一个比较年幼的状态，故而我们就会觉得他们确实在不断重复这样的行为。

如果"刻板"是自闭的特质，我们就很难去改变。但，如果我们仅把它看成是成长途中的一个过程，那么，我们就有方法，也有信心了：只要好好把孩子的能力和认知练起来，相信这样的行为会逐渐变化。

而很多时候，我们孩子这样的行为恰是在无人看管、无人照料的情况下才更容易发生。那么，当我们给孩子安排学习或娱乐的内容时，这样的行为便可以减少许多。

那么是不是说自闭症孩子的刻板怪异是不存在的呢？那倒也不是。否则，就不能够说这是自闭症的特质了。这样的刻板与怪异，其实在不同的生命阶段都会以不同的形式出现。

齐齐在 2 岁半确诊的时候，他有自闭症所有的"刻板"，喜欢开关门，喜欢转圈圈，玩小汽车的轮子 2 个小时……可是，这样的行为并没有一直跟着他长大。那个时候，他还没有语言，完全是一种懵懂的状态。

伴随着他的成长，他开始说话，慢慢地还学会了写写画画。这个时候，问题又来了。他喜欢看天气预报、看广告，不仅看，还要背；后来又演变了，他开始背公交站名、背地铁站名；再后来开始背其他城市的地铁站名，什么北京、天津……比当地人还熟悉。有一阵子还背过国际航班，他很清楚，每一条线路是从哪个城市到哪个城市的，一周有几个航班。

他的绘画爱好也非常奇特，开始是画各种各样的汽车，全部排成一队队的；后来开始画房子，每一幅画都一模一样，都是整整齐齐的楼房。而且他画的楼房有一个特征，每个窗子下面都有空调外机，关键是每个外机上都有连接的管子，这个管子画得可谓栩栩如生，每个细节都不放过。因为每一根空调外管他都曾经跑到楼房下面，仔细观察过。小学二年级的时候，他就可以把所有国家的国旗画到分毫不差，每一个旗帜对应的国家都一清二楚。

相信很多自闭症家长都会在齐齐的成长过程中，看到自己孩子的影子。常常会有家长问我：

"我的孩子对文字特别有兴趣，最喜欢认字，这是不是自闭症的刻板呀？我如何要阻止他，不让他认字呢？"

想要改变自闭症孩子这样的刻板和怪异，几乎是不可能的。反而，我觉得这倒是一个好机会。常常有家长会来问我，孩子对什么都没有兴趣，怎么办？可当孩子对某些事物特别有兴趣的时候，却又被家长阻止了。而且，这样的兴趣，似乎不是家长能够阻止得了

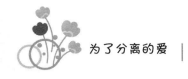

的。他们就像有特异功能似的，总能找到他们喜欢的东西。

齐齐六七岁的时候，画了一幅奇怪的画。画上有一个大房子，看起来像一个医院，当然，没有例外的，窗子外面有很多空调外机，还有许多管子。门口停了一排汽车，有的是宝马，有的是奔驰，每一个车标都画得准确无误。我便问他：

"齐齐，你画的是什么呀？"

"精神病院，××是院长（和他一起训练的小朋友名字），我是副院长。有很多空调，全是进口的，大金、三菱、夏普、松下……还有，很多汽车，全是宝马和奔驰。"

"哟，你们的都还是高档汽车嘛？"

"精神病院病人多，生意可好了呢！"

……

也许，这确实是一幅很诡异的画，我们很难想象这些孩子的内心世界。但我们可以利用这样的刻板怪异，引导孩子去了解更多知识内容。而通过他有兴趣的事物，让我们变得有话题和他们交流，逐渐加强孩子与家长的沟通。在语言的一来一回之中，孩子的表达以及运用语言的能力都增强了。

成年后的齐齐，始终保留着他的特质。在他的书桌上，有两本他经常翻看的书，一本是《中国地图册》，另一本是《世界地图册》。你问他任何的地名，他都可以对答如流。而且，他还可以跟你简单描述当地的历史和人文。不知道的朋友，有时候和他聊天，还赞叹说，这个孩子的知识面还挺丰富的哦！

第五节　尊重孩子，因为他是一个人

"陈老师，我小朋友不会说话，也不听我的，但是他找吃的东西却一找一个准，你说，这是怎么回事？"

"我小孩就喜欢跑来跑去，可是只要电视里放到广告，他就注意力很集中地看，而且还会学里面的歌，这是怎么回事？"

"我小孩对数字感兴趣，对人物称呼不敏感这是怎么回事？"

"我孩子现在出去，好像对外界声音特别敏感，这是怎么回事？"

"还有我带他骑自行车，你要是推他，他就骑一点，什么事都是如此，这是怎么回事？"

每天总有这样的问题出现在我的私信里，感觉自己真不像特殊教育老师，而是一个半仙，掐指一算就知道谁家的孩子是怎么回事了。家长们的焦虑似乎总是无处安放，他们的担忧总是和"自闭症"紧密地联系在一起。生怕这个怎么回事，是不是和这个"自闭症"产生一星半点的关系。

每天，家长们做得最多的就是观察孩子的各项行为，是不是和自闭症有半毛钱的关系。孩子一旦有了一些所谓的不良行为，非得

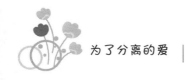

马上改变。

"孩子吃东西的时候，总是喜欢用鼻子闻一下再吃，我就打他的手，不让他闻。"说实话，吃东西的时候闻一下，既不打扰别人，也无妨观瞻，那又有什么关系呢？家长却非得让孩子去改。

面对孩子的情绪更是如此。一看到孩子哭闹，马上得出结论：自闭症孩子情绪有问题！"他吃饭时就只吃虾和饼干，不肯吃饭，否则就会哭闹个不停。"却从来不检查自己对孩子的教育是否到位，有没有让孩子觉得只要哭闹就能得到自己想要的吃的或是玩的。

演讲的时候，我让家长们来审视自己：请从小到大没有任何行为问题的举手！请从小到大没有任何情绪问题的举手！讲了十几年的课，果然还是没有一个举手的。

因为我们都是人，总会因为自己认知的不足，而犯下这样或那样的错误。而关于喜怒哀乐，人生中谁又会没有跌宕起伏的情绪呢？同样地，对于我们的自闭症孩子而言，他的行为和情绪只是相较于他的年龄，显得更为幼稚或更难以控制。

我们都是不完美的人，却要求我们的自闭症孩子没有任何行为问题，情绪控制稳定，积极向上，热爱学习，待人热情，善于社交……

其实，所有的孩子都遵循相似的成长规则，什么样的年龄该有什么样的表现。如果孩子的发展慢了、晚了，最为重要的就是把它补起来。而每一个孩子又好像全然不同的树叶，都有自己独特的个性与特质。而我们要做的就是按照他们独特的脉络，设计他们不同的发展方向。

神经多样性是自闭症人士比照生物多样性提出的一个名词。2016 年的世界自闭症日主题便是包容神经多样性。人类的大脑和心智彼此之间是有差异的，是多样的，这是一个生物学事实，而且这种差异是自然、健康、有价值的，这一多样性一旦被接纳和拥抱，便可以成为人类潜力的有益贡献者。这是对传统"病理学范式"的直接挑战，也更值得我们深入探讨。

我们常常都自诩爱孩子，可是在孩子成长的过程中，却不自觉地没有给予他最大的接纳与支持。

何为接纳？接纳是真的接受他的全部，包括所有的优点和缺点，打心眼里就接受他原来的样子，率真、固执，不轻易改变；也包括要接受他心智永远比别人要慢，要落后。即使如此，也要感谢上天将他带到我们的身边！

何为支持？支持是我永远相信他，信任他，想方设法地为他考虑，为他创造最适合他的人生道路，并相信他一定会进步。如果在这个世界上，连作为父母的我们都不能支持自己的孩子，那么，你又如何能够期盼别人来支持他呢？

其实，每一个人都是独特的，就好像这个世界上没有相同的两片树叶。也许，我们的人生会因此而不同，但却不妨碍我们获得完美的人生。

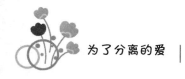

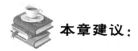 **本章建议：**

1. 不要太纠结于医生给孩子的诊断是"自闭症""谱系障碍"还是"发育迟缓"，这之间并没有哪个诊断更为严重一说。"发育迟缓"不一定会随着年龄增长而自然改善。

2. 自闭症不能被治愈，所有与"治愈"相关的疗法基本上都是骗局。行为纠正技术容易忽略人类智慧成长的主观性，自闭症孩子的教育同样要参照儿童认知发展的规律。

3. 社交对于自闭症孩子而言很难逾越，不妨就让孩子成长为带着社交障碍，但能够独立生活的成年自闭症人士。

4. 不要太过于纠正自闭症孩子的刻板。刻板的行为和爱好，可能成为孩子和你沟通的一个桥梁，也可以成为孩子兴趣爱好的一个起点。

5. 无条件接纳与尊重，不仅减少家长们的焦虑，也给孩子一个成长与发展的机会。

第三章

生活自理，你真的重视吗？

只有当我们家长把孩子的问题回归到发展和成长，而不是去"治疗"自闭症的时候，生活自理才逐渐进入家长们的视线中。

　　实际上，生活自理能力对于每一个孩子而言，都是必须具备的很重要的能力。有些普通孩子上了大学，也需要父母在学校旁租房"陪读"，这样的事已经不算什么新闻。成为一个独立的社会人，即使四肢健全、头脑聪慧，生活自理也是要从小培养的。

第一节　训练首要解决的问题究竟是什么？

相信很多家长们都有这样的体会，带一个自闭症的孩子出门，是一件非常辛苦的事情，即使孩子已经四五岁了，可还是像 2 岁左右的孩子一样。不仅仅是大包小包，可能还要拉着孩子不让他乱跑乱动。这可真是一个体力活呢！

碰到小林姥姥的时候是她第一次带着小林来机构做咨询。小林在幼儿园里不听话，经常乱跑，不和其他孩子玩，总是搞破坏。和他说什么，好像也不是很明白，总是重复别人的话。老师说，可能有些问题，让家长带着孩子去医院做检查。医院的结论是自闭倾向。正巧在医院里遇到了复诊的其他家长，经过介绍来到了我们机构。

等到孩子评估结束，差不多约好了上课的时间。小林的妈妈才姗姗来迟，穿着时髦的超短裙，背着小双肩包，倒是青春可人的样子。

"妈，都弄好了吗？"

"弄好了，弄好了，这位是陈老师。"姥姥一边收拾着孩子的各类物品，毛巾、水杯、餐巾纸、玩具……一边向她女儿介绍我。

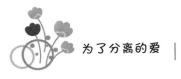
"可以走了吗？晚上回家，你帮我把新裙子上的扣子钉一钉哦，穿了一次就掉了。"

"知道了，知道了。"老人一边叹气一边说，"都做妈妈的人了，怎么还像个孩子一样。"

望着老人一手牵着小林，一手背着大包，步履蹒跚；而小林妈妈则是背着漂亮小包，一路轻松小跑的背景，我不禁也微微叹了口气。

小林来训练了一段时间，每次都是姥姥送来的，妈妈偶尔会过来一下，也总是临近下课，几分钟的样子。慢慢地，大家也和姥姥熟了。原来，小林妈妈是姥姥姥爷的掌上明珠。从小什么事情都是父母承包，根本不舍得让她干任何家务活，自然就养成了小林妈妈娇气的习惯。后来，找到了同样是父母宝贝疙瘩的小林爸爸。家里大大小小都是四位老人家承包，小两口就过着舒舒服服的小日子。

即使小林检查出来有"自闭倾向"，可是小林父母依然两手一摊，什么事情都由老人来干。爷爷奶奶在家里洗衣做饭，姥姥负责带孩子训练，姥爷则负责开车接送。安排都是妥妥的，小夫妻依然过着潇洒的生活。

"唉，女儿和女婿自己都还是小朋友一样，什么事情都要靠我们老的来照顾。小外孙训练也要我们来安排。将来我们老得做不动了该怎么办呢？"

"也怪我自己不好，从小就把女儿宠坏了……"

每天来来回回，小林姥姥也常常和别人这样交流。也有些家长和老师会劝她，把小孩交还给父母，让他们去试试看。可是小林姥姥想想，还是算了，不舍得，也怕他们搞不好。

小林的进步倒是飞快，在幼儿园里的投诉也渐渐少了。小林姥姥脸上的笑容也开始多了起来，对小林的照顾却丝毫没有减少。从上厕所、换衣服、喂饭……生怕有一样照顾得不够周到。

有时候，看到小林一边玩着手机，一边姥姥在给他喂饭。我总是提醒姥姥："小林姥姥，小林已经快 5 岁了，可以试着让他自己吃饭了。他的能力完全可以独立使用勺子，筷子也可以试试看了。"

"他自己吃肯定吃不饱的，吃两口就不吃了，小孩子营养要不均衡的，我喂着，放心。"

作为局外人就是这样无奈！明明白白的道理，谁都知道，但真正执行起来，就是这么难。

孩子有了自闭症或是发育上的问题，家长们急忙送孩子到各类机构去训练，希望孩子越来越进步。可是，最后孩子应该变成什么样子，家长心里其实并不是太清楚。

人生百年，四季轮替，一辈子最多的就是一日三餐，平凡的生活。生活自理不仅是一个口头禅，而是实实在在地过日子。而对于自闭症孩子而言，首要的就是建立这样的一个能力。

家长们花了时间和金钱，带着自闭症的孩子东奔西跑训练，教语言、教动作、教写字、教数学、教社交……最后，如果这些训练出来的能力，不能变成孩子未来过日子的本领，那做这些训练又有什么用呢？

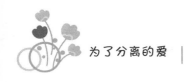

对于普通孩子而言，父母的过度溺爱，同样也会让他们失去生活自理的能力。但普通孩子学习能力较强，一旦进入独立的环境中，也很快能够学习到生活的技能。

在我训练了齐齐一段时间后，慢慢地，他开始能够自己上厕所、自己吃饭了，我才发现，自闭症孩子任何的技能，即使是最简单的穿衣服、使用勺子吃饭，可能都是需要家长反复不断地一遍遍教，才能够习得。

在机构中，由于环境的不同，很多生活技能是无法进行教学的。而这一切，主要还是依靠家长在家中让孩子进行练习。只不过，当孩子的能力越好，我们在家里的练习就可以比较顺利地进行。

就算是那些语言和沟通能力不太好的典型自闭症孩子，只要训练得当，自理能力其实是可以做得很好的。而这些从基本的能力到生活化的技能，还得依靠家长来教。

君君是一个沉默寡言的自闭症孩子，不爱说，理解能力也不是很好。在机构里训练的时候，妈妈总是觉得他智商低，认知水平不高，教文化课特别累。所以，妈妈就比较重视君君的生活自理能力。

经过训练，君君的运动能力比较好，双手协调、动手能力也不错，情绪也比较稳定。从小的时候，妈妈就特别重视孩子的自理能力。从穿衣、吃饭开始，慢慢地还在家里教君君扫地、擦桌子、洗碗……这些家务活。到了君君十几岁，他妈妈发现他的语文、数学都学不进去，就慢慢开始在家里教君君做饭、烧菜。

从特殊教育学校毕业之后，君君没有办法找到工作，所以只能待在家里。但是君君的家务做得特别好。爸爸妈妈工作回来，君君就已经做好了简单的饭菜。这一点，让君君妈妈特别自豪。

如果说，自闭症孩子的认知水平是由他大脑先天条件所决定的，没有办法改变。但是，通过科学的干预和家长不懈的引导，做一个情绪基本稳定，能够生活基本自理的自闭症人士，这其实是绝大多数孩子能够达到的。

在机构里，不仅仅会看到喂饭喂水的家长，也常常会看到七八岁的男孩子，上完厕所，妈妈还在帮忙拉裤子。有时候我会不客气地反问一些家长，"难道你帮他拉一辈子裤子吗？带他上一辈子厕所吗？"我知道，这样不友好的话会让人尴尬，但却是我真心地在为孩子们着急。

第二节　生活就是学习

　　自闭症孩子学会的每一项技能，都是家长们付出艰辛劳动的成果。回想当年，我都快要淡忘自己是如何"熬"过这一段段成长的岁月的。

　　"宝贝，起床了。"每天早上7点刚过，我就叫醒齐齐，开始一天的训练。

　　先是命令他，"起来，穿衣服。"

　　"把衣服套在头上……再把手伸进袖子里，左边、右边，很好……然后把衣服拉下来……好了，再整理一下。"

　　"好的，接下来再穿裤子……用力拉……"

　　"很好，再把小袜子穿上，先套上袜头，然后再拉……"齐齐总是把小脚伸进袜洞里就开始拼命拉，所以他的袜子总是被他拉得很长很长。

　　按照我的口令，齐齐一步一步地进行操作。做得不到位的地方，我还得给他补救。有时候，我会拉着他的手，帮助他一起操作。

　　穿好了衣服和裤子、袜子，然后就命令他到卫生间进行洗漱。

先是要自行小解。5 岁多的齐齐，已经可以独立大小便了，我便站在卫生间门口等待。

等他完成之后，我再进入卫生间，对他刷牙洗脸的步骤进行监督。

"后面的大牙再刷一下……多漱几次，把泡沫漱干净了……"

"洗脸前先要调节好水温，先放冷水再放热水，用手轻轻试一下水温……差不多了，可以洗了。"

"毛巾要拧干，双手协调，左手往右，右手往左。不对，不对，再来……"像这种双手协调，小肌肉用力的精细活，齐齐的表现总是不尽人意，虽然进行了好几个月，但总是显得笨手笨脚，很不协调，毛巾也总是拧不干，搓毛巾的动作也看起来怪怪的。

等到洗漱干净，就开始吃早饭了。面包、鸡蛋、牛奶……我已经摆好放在小桌子上。齐齐这个时候已经完全能够自己用勺子吃饭了，早餐就更为简单一些，有时候，可能还会用小手来帮帮忙，但是基本上已经不需要别人来辅助了。

吃好饭，我让齐齐把餐具自行收拾起来，放在水池里。他不是很高，放餐具的时候，还需要踮起脚尖，我却不为所动，一定要让他自行完成。

"好了，要出门了，我们要干什么呢？"

齐齐到衣架上找到自己的外套，然后努力穿上，我上前搭上一把，让他能够顺利穿上另一只袖子，他开始努力拉拉链。穿得有些不服帖，我再帮他拉拉好。

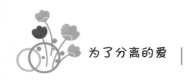

最后，他就走到门口的小椅子上坐下，开始自己穿鞋子。一般我会给他买那种一脚蹬的运动鞋，减少他系鞋带的困扰。即使是现在，他对于系鞋带也总还是不那么熟练。不过小手拉鞋跟，也是一件不简单的事情。他的小肌肉力量总是显得不那么够。

这一套程序要花费 40 分钟左右，可是最开始并没有那么顺利，桩桩件件都必须一点一点地教给他。经过一两年的学习和实践，他已经开始明白自己能做的事情必须自己来完成了。

我们大手拉小手走到公交车站，然后一起乘公交车去机构，我上班，他上课训练。

在这悠长岁月里，所有的成长都来自这一点一滴积累。生活就是训练，而家长就是要做一个有心人，把生活中的所有琐事都作为教学的内容。看孩子能够做到多少，就要求他做到多少，不会的，慢慢教，从中辅助，逐渐让他过渡到可以自己独立完成。

很多家长要问，孩子不听我的话，我应该如何开始呢？

所以，这个时候，就要和训练机构进行紧密配合了。当父母们得知孩子有发育上面的问题，一定是手足无措，相当茫然的。而机构可以比较理性地快速进入孩子的训练之中，比家长有经验，有效果。当然，在选择机构的时候，我们应该去选择那些资质正规，口碑较好，有成功案例的机构。家长们可以在网上寻找一些简单的方法进行学习，掌握一些常规的特殊教育的方法。当我们对各种方法都有了解之后，就可以为孩子选择更为合适的方法和机构。

当孩子在参加训练，并有了一定的配合能力后，我们的生活训练就可以开始进行了。最初的时候，可能是从最简单的听指令开始的。比如说，丢垃圾或者帮大人拿遥控器等。想一下，当一个普通婴儿刚刚能够独立行走的时候，我们会让他做些什么呢？而对于我们可能两三岁的自闭症孩子，我们的口令和要求就如同教一岁左右的普通孩子。

在星宝上学的训练过程中，感觉动作能力的训练始终是在最前面。孩子们在运动过程中去锻炼大小肌肉的发展，力量、距离、角度、方向、律动、协调……运动能力的训练不仅仅和说、写、读、算、行为和社交有着必然的联系，对孩子进行生活能力的训练同样也是非常重要的。

当孩子的四肢越来越协调，能够越来越好地模仿成人的动作，那么这个时候，我们就开始要求孩子能够自己使用勺子，独立进食。在起床和睡觉的时候，可以完成穿脱衣服的动作，包括上厕所时能够自己脱穿裤子。可能在这个过程中，独立完成的项目并非一蹴而就，最初的时候，孩子也许只能做一个把衣服拉下来的动作，即使如此简单，也请父母们耐心地等待他来完成。等到他的力量更大一点的时候，就可以进入更难一点的动作了。

这个过程似乎是人世间最难熬的一个阶段，因为多数的事情，他都只能做一点点，其他都要成人的辅助。与其让他这样缓慢而艰难地进行，还不如由成人包办来得更为痛快。

常常在机构里看到喂饭的，帮忙换衣服的，端着水杯放在孩子嘴里让他喝水的……大多数的情况下，祖父母辈的老人家更多一点。

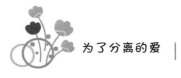
隔代亲，往往会造成老人更为宠溺自己的孙辈。

可要想到的是，我们不可能永远为孩子包办所有。今天虽然做得很辛苦，但只要孩子能够掌握到生活自理和自立的能力，自闭症孩子长大之后，或许不可能恢复到如普通人一般，但现在学会的技能一定会让父母们在家庭生活中更为轻松。

随着在训练的进程中，孩子们的语言、理解能力越来越进步的时候，在家庭中，我们可能会更多地要求他们。比如，整理自己的文具和玩具，帮助妈妈一起在晚餐的时候摆放餐具，在去超市购物的时候帮忙推好购物车。

也许在孩子训练两三年之后，我们就已经开始为他未来能够独立去学校上课，未来独立生活去做打算和训练了。就算是他的能力再弱，只要他能听指令，哪怕只是让他去帮忙提东西，也是需要的。一定要让孩子能够明白，在家庭中，他必须帮忙做一些什么，他是家庭生活的一分子，而且他是一个有价值的人。

我也常会遇到一些大龄孩子的家长，孩子也许错过了最初的训练阶段，也许已经七八岁了，可是能力也不强，生活的部分也多数依靠家长。那这个时候还来得及吗？

我的回答是，今天开始一定会比明天开始好。不论是哪一种障碍，对于孩子们的教育永远是越早开始越好，但并不意味着，过了3岁或是过了6岁你就没有希望了。关键是当我们今天知道的时候，就要开始着手进行了，切不能再彷徨和犹豫，不要再像错过之前一样，再一次错失今日了。而且一定要相信，经过训练和引导，孩子们一定会比今天好，好很多！

　　生活自理的部分，对于父母来说，难度并非在于如何去教。而是说，在生活中，能不能做个有心人，善于去教；更为关键的是，这个"教"是一个镶嵌在日常生活中点点滴滴坚持的过程，而且相当漫长。这才是对父母最大的考验！

第三节　真的放手，你敢吗？

很多自闭症家长的心愿是：我希望比我的孩子多活一天。这虽说是一种无奈，但也说明家长们对孩子的未来放心不下，总有个愿望能够照顾他们一辈子。不管你愿不愿意，终有一天，你的孩子将独自面对未来的人生。

放手，不过是迟早的事。

当我们的孩子能够更有能力去独立面对生活的纷扰时，作为父母才能更为放心。

孩子们会不会、能不能，其实和他长期生活在一起的人应该是差不多能够知道的。而这个时候，就看你的胆子够不够大了！

我就是一个心宽胆大的妈妈！

齐齐能够出门开始，我就带着他跑东跑西，不管去哪里，只要是能够带他去的场合，小家伙永远跟着我，乘公交车、地铁、火车、飞机……吃饭、聚会、看展览、看电影，甚至去朋友的公司谈志愿活动。

等到他的话开始越来越多的时候，我就发现，他说的背的都是公交站名，只要乘过的公交车，他都记得一清两楚。认字之后，更是会刻意走到公交车站牌处，把整个线路背下来。对于他熟悉的线路，他更是清楚知道，乘几路，哪站上车，哪站下车。有时候，快过站的时候，他还会提醒我："妈妈，下一站到了哦。"

小家伙在学校里适应得也差不多了，虽然学习跟不太上，但是学校的基本规则也算是能遵守。我更觉得让他能够独立走出去，是一件非常重要的事情，只是缺少一个合适的机会。

小学二年级升三年级的暑假，我给他找了一个教练学习游泳。巧的是，从游泳馆到我们机构只需要乘一辆公交车，而且完全不需要过马路。这可真是一个好的教学路线！

"从曹杨游泳馆到长风二村，有好几辆公交车可以坐，44、94、837、876 都是可以的。"

"梅岭北路兰溪路站上车，到长风馨苑下车。"

小家伙心里可是清楚得很。

过了一段时间，走了好几次，我就对他说："等一下你游好了，自己来机构吧。"

"嗯，嗯，好的。"

我和教练也关照了一下。教练非常负责任，开始的时候，还把齐齐送到车站。几次之后，他在学完游泳之后，就可以独立乘坐公交车来机构上课了。

实际上，对于我们的孩子而言，最困难的不是按部就班的操作。而是当遇到一些突发情况的时候，他们的应变能力。

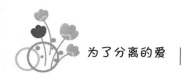

　　一个月之后的某天，已经过了他应该回来的时间，可他还没有回来。我心里有点焦急，就跑到车站上去等他。差不多又过了半个小时，他还是没有回来，我想这次可糟糕了。正准备要去开车找他，他顶着大太阳，气喘吁吁地跑过来了。"妈妈，公交车坏掉了，我只好走回来了。"

　　一阵心疼，这个傻孩子，"你可以等下一班车的呀。"

　　"我看到有几个人走了，我也走了。"

　　"下次记住了，你可以等下一班，也可以去下一个车站再等的哦。你看看，一头的汗。"

　　到了齐齐六年级的时候，就已经能够很好地乘坐公交车，不管是去机构还是回家。和我妈妈一起晨练的邻居阿姨家，有一位学习超棒的小孙子，同样也是六年级。有时候这个阿姨还羡慕地说："齐齐好厉害，我小孙子到现在还害怕一个人乘公交车呢！"

　　不管是什么样的孩子，在成长的过程，总会有少年不谙世事的情况。吃一堑，长一智，多经历几次，孩子们就慢慢成熟起来，也会有更多的办法来应对变化了。

　　有一些自闭症孩子的父母，为了能够让孩子学会独立出门，也是想了很多的办法。甚至有一位家长，悄悄跟着孩子出门乘公交车，担心他在路上出现什么情况，直到确定孩子能够完成了，才让他真正独立出门。

　　在治安情况非常好的前提下，当孩子们具备一定的能力，就必须让他去接受新的挑战。上海第一位参加工作的自闭症孩子叫栋栋。

我也曾经邀请过栋栋妈妈来给家长们传经送宝。虽然栋栋的能力并不是很强，但是经过妈妈长年的训练和带领，他也可以独立乘地铁到上海图书馆上班。栋栋妈妈最常和家长们分享的一句话就是，"一定要让孩子们融入社会环境之中去，在岸边，是永远学不会游泳的。只有让孩子回到大海中，才能真正学会游泳。"

挫败对于孩子来说，是最好的教育。在保证安全的前提下，让孩子们多经历几次，才能够让他具备下一次应急的能力。

独立购物，对于自闭症孩子来说，也是要学习与锻炼的一项内容。齐齐最开始是从挑选自己喜欢的东西开始的，然后再让他去收银台结账。而随着他进入数学的学习，机构老师最早让他学的就是时间和钱币认知。

可是，他的数学学习总是不尽人意。二年级的时候，他下课了出门买点心。过了一会儿，有一个陌生小哥打来电话。

"大姐，你家有个小朋友，在我们面包店里买面包，钱不够，这会儿在店里大哭呢。你能赶快来一趟吗？"

原来，我给了他5块钱，让他去买一个面包。他在店里看看这个也想吃，那个也想吃，挑了两个，可是钱却不够了。我们的自闭症孩子心智本来就比较幼稚，情绪也不稳定，一看钱不够，不知道如何处理了，就开始大哭起来。

回来之后，我就对他说："以后，你可要算清楚了，你的钱到底够不够买哦。"

经过这次之后，他就开始学会自己算钱来买他想要的东西了。

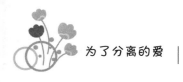

我更是让他学会使用计算器进行计算，使用电子产品找到自己想要的答案。

随着时代的变迁，现在的购物更加方便。网购，使用支付钱包，基本上已经让孩子不再需要具备具体计算的能力，而只要明白购物和付款的方式就可以了。即使如此，对于 21 岁的齐齐，我还是经常让他去了解物价，以及如何更好地规划使用自己的工资。

不要总是觉得自闭症的孩子是不会应对变化的。在经验逐渐积累的过程中，孩子们产生的能量不可预量。

齐齐到了中学阶段，就已经基本学会独立出门、购物等。暑假期间，每周六，齐齐会到他小学语文老师那里补课，学习一些简单的阅读和写作。可是那一天，临近开学，恰巧又是返校日。李老师忘记和齐齐说暂停一次，就去学校了。

我开着小车把他送到老师家小区门口（因为从我们家去老师家没有公交车，所以只能开车），然后就开走了。他上楼一敲门，家里没人。这可怎么办呢？……

20 分钟之后，我接到了一个陌生的电话号码。接过来一听，是齐齐。

"妈妈，你快来接我吧，李老师不在家。我问门口保安叔叔借的电话。"

我有的时候会惊讶于孩子的成长，不知道什么时候起，齐齐也具备了随机应变、寻求他人帮助的能力。但是我相信，这和之前我和齐齐付出的每一分努力都是密不可分的。

如何一点点地积累孩子的各项技能，是摆在各位家长面前的一道难题，这需要我们每时每刻，一点一滴地去教给孩子，让他反复不断地练习。而当他具备这样的技能时，一定要记得，让他到真实的环境之中去运用，去锻炼，那样才能真正变成未来融入社会的强大本领。

 本章建议：

1. 康复训练不是让孩子变得不是自闭症，而是加强他各方面学习的能力。当他具备一定的能力时，就要转化为生活当中能够实际运用的技能。

2. 生活自理要从孩子小的时候就开始，家长一定要做有心人，从生活中的桩桩件件去教会孩子，并让他反复不断地练习，直到能够独立完成。切不要因为过度溺爱而让孩子失去成长的机会。

3. 要给予孩子能够独立的机会，让孩子在实际的场景中将学习的内容转化为切实的本领，达到能够随机应变、融入社会的能力。

4. 家长要有一颗强大的心，不要过于担心孩子的挫败，这也是孩子们积累经验的一个方法。

第四章

上学是起点还是终点?

9月开学季，很多孩子都去了普通幼儿园或者到了年龄上小学，家长们纷纷带着孩子们走进了普幼或是普小的大门。即使是那些能力明显不足的孩子，家长们的心愿也是"总要给孩子一个机会，让他去试试看的"。

两三个星期之后，一个自闭症孩子在学校里哭闹、崩溃不止的视频，引起了全网的关注。很多网友对于自闭症孩子报以极大的同情，觉得只要同学们多接纳、多包容，老师多花点心思、多引导，孩子会慢慢变好的。当然，也有的网友认为，自闭症孩子在学校里，没有办法控制好自己的情绪，让其他孩子没有办法专心学习，对其他孩子的权利也有损害，反而是特殊学校可能更适合自闭症孩子。

网友们的观点并没有对错之分，都各自有理。从教育公平的角度来说，如果自闭症的孩子不能基本遵守学校的规则与纪律，影响其他孩子上课和学习，确实是不适合在普通教室环境中继续随班的。

自闭症谱系的孩子差别非常大，每个孩子都是一个个案。有些孩子虽然能力相对弱一点，或者社交比普通孩子差，但是基本的纪律与规则都能遵从，自然应该享受和普通孩子同样受教育的权利。而如果孩子各方面和学校的要求相差太多，即使是从自闭症孩子的成长来说，也并非是一路跟着普通幼儿园、普通小学就是给这个孩子最好的选择。

第一节　是面子问题还是里子问题？

齐齐是 7 月出生的孩子。所以在同一个年级里，他原本就比其他孩子小一点。当我们发现齐齐有自闭症，并对他进行了多年的训练与干预之后，他的各方面能力与之前相比，有了明显的进步。但如果把他和同龄孩子来比较的话，差距还是巨大的。

齐齐在一年级原本该上学的年龄，通过区教育部门的协调，最后一次进入了一所幼儿园融合。而带班的宋老师，是一位有多年教龄，并具备一些特教经验的老师。因为她那一年带的是中班，所以，齐齐进入比自己小两届的班级融合。一年之后，齐齐面临两种选择：到对口小学上一年级，或者继续跟着宋老师上大班。

我作为妈妈，同时也是一个康复机构的负责人，我心里很清楚，齐齐的能力只能算是勉强能够跟上一年级。而这个时候，齐齐的爸爸跳出来反对：

"孩子都这么大了，再不去上学怎么办？绝对不能再等一年了。"

由于我的不坚持，齐齐在第二年上了一所普通小学。虽然一路上困难很多，孩子和我也几近面临崩溃。幸好，我们还是一路熬到

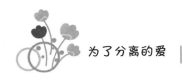

了毕业，有了个令人满意的结果。这要归功于齐齐小学的包容，以及给予我们的极大便利。小学五年，齐齐还都只是上半天小学，下午都是在机构严格的训练之中度过的。

好多年后，每当我和齐齐幼儿园的宋老师聊起当时的情形，宋老师也说，"如果齐齐在幼儿园再融合一年，可能会比现在更好呢！"

由于齐齐上的幼儿园和小学都是我们户籍所在的学校，等到齐齐从幼儿园毕业的第二年，齐齐幼儿园的同学们才进入小学一年级。开学没几天，就有幼儿园的同学问齐齐：

"齐齐，你怎么没上大班，就上小学了呀？"

小家伙一时语塞……"我们家穷，上不起大班。"

这件事情，后来就变成了齐齐为数不少的经典对话之一。

很多家长，都和齐齐爸爸一样。如果说幼儿园阶段的训练还能坚持，一旦孩子有了一些进步，感觉可以到普通环境中去了或是年龄已经蛮大了，就必须把孩子送去普通学校。"再不去学校，别人怎么看？"这就是他经常说的一句话。

有些家长会和我说，"陈老师，孩子长得又高又大，再继续训练待在幼儿园，别人都要笑话的。"

可见，有些家长更多想的是自己的面子，而不是孩子的状态和目前的能力情况，究竟如何选择更有利于孩子未来的成长。

自闭症谱系孩子可以说是一人一个案，孩子们之间的差异巨大。如果，在6岁前我们的干预是科学的、足够的，那么到了幼儿园中、大班的年龄，家长就应该慎重考虑孩子未来的方向究竟是上特殊教育学校还是普通学校。如果孩子的基本能力、认知水平、情绪行为确实很难通过教育训练改善，那么，特殊教育学校也不妨是一个好的选择。

但是，随着人们对于自闭症的认知不断提高，社会融合的氛围越来越好，越来越多的自闭症孩子是有机会进入普通学校就读的。当然，我们普通学校的老师可能还没有太多的准备或技能来接纳这么多的自闭症孩子。所以，在去普通学校之前，我们必须给孩子做好充足的准备。

安坐 35 分钟的能力，课堂上基本不影响其他同学；

基本稳定的情绪，不会经常出现情绪失控的现象；

基础的生活自理能力，能自行上厕所，自己吃饭，整理文具和书包；

基本适应学校生活的能力，知道上下课的意义，上什么样的课应该准备什么样的文具或教具；

基本的学习能力，如简单的书写、简单的算术，能够知道每天应该完成哪些功课……

看起来非常简单的要求，对于自闭症谱系的孩子来说，也许花三五年也未毕能够训练得出来。

孩子们看起来具备了一些学习能力，可是真的要"上战场"的时候，却往往不尽如人意了。家长们常问的一个问题就是：在家里或是一对一教学的时候，很听话，什么都会。可是到了学校，在集体环境中，却一点也跟不上了。这又是什么原因呢？

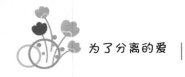
　　我们来试想一下：一对一的时候，老师或家长其实是根据孩子的能力来发出指令、制定教学目标的，而且教学者的目标只有一个，当然会很"强硬"，不断给予提示与辅助。而当来到一个集体环境中，老师会以大部分孩子的能力点来安排内容与进度，发出的指令可能非常简单或笼统。而且，孩子并不就在老师的眼皮底下，可能隔着一两排同学，甚至更远。那么这个时候，我们能力弱一些的自闭症孩子，就完全不知道应该如何是好。

　　所以，这样的结果只能说明孩子目前的能力水平还没有达到进入集体环境的要求，还需要进一步提高。而一般来说，这些孩子能够在一对一环境中进行语文或算术的学习，在谱系中，应该算是相当不错的水平，绝对有进入普通小学融合的潜质。但是如果家长们逼得太着急，或许有适得其反的效果。

　　对漫长的一生来说，幼儿园3年、小学5年，在成长的过程中是非常短暂的一段时光。自闭症孩子绝大多数的认知发展要比同龄孩子慢了、晚了。我们真的要有足够的耐心等待他们的成长，即使晚个一两年上小学或是我们自己根据孩子的能力情况逐渐把他们教会，也是没有关系的。切不要拔苗助长、贪多嚼不烂，到最后，看起来在学校学了几年，却并没有什么效果。家长要知道，小学不过5年，最后还是要毕业的，毕业后何去何从，这才是真正的考验。如果真的很难融合，即使上了几年，也是有可能被退回到特殊教育学校的。

　　如同在上一章节中我提到的，不管是学校也好，还是机构也好，孩子们学习最大的成果是，未来成年之后，能够成为他们独立生存的技能。而在学校当中，我们更应该注意孩子对于环境的适应能力，知道自己作为一名小学生应该做些什么、如何做，明白要如何应付学校的测验与考试……为未来职业规划和社会融合打下基础，而不是要和其他人一样。

实际上，每一个人的学习和生活方式，其实也并不完全相同，又何况我们的自闭症孩子呢？

家长们切不要以为，进入小学上学，孩子就会一路顺利，干预就可以结束了。真正的考验才刚开始呢！因为进入小学，才是融入社会的开端……

第二节 "影子"老师的困惑

2015年5月，一个机缘巧合，我邀请到了《拯救威利》一书的原型，来自美国的彭灼西先生给上海的小龄自闭症孩子的家长们讲讲他的育儿经验。巧的是，从美国远道而来的，还有当时美国得克萨斯州休斯敦一所小学的校长和一位特殊教育老师。这可真是一个好机会，怎容错过？于是，三位来自美国的客人，给上海的家长们足足分享了2天。

也正是这次"传经送宝"，让我对美国的特殊教育有了一个较为详细的认识。在美国，所有的自闭症学生都在普通学校就读。而学校内配备有资源教室和特教老师。每一名特殊教育老师，要教3—5个特殊孩子。根据孩子们不同的能力情况，有些课程就进入普通班级跟读，而有些课程就由特教老师在资源教室里完成。

而当孩子们都进入普通班级跟读的时候，特教老师就随时在校园里巡逻，观察孩子们的行为和表现。教学的普教老师，会根据自闭症孩子在班级里的表现，设置"红绿灯"。当孩子的配合很好，就会显示"绿灯"；当孩子出现了在可控范围内的情绪问题，则使用

"黄灯"进行警示；当显示"红灯"时，特殊教育老师就会立即进入班级，把孩子带出教室，进行安抚与指导。当孩子们的情绪再次稳定下来，才可以进入普通班级跟读。

我也曾经在华东师范大学的培班课上，聆听过日本老师的分享。同样地，在日本，特殊孩子也是根据所住的社区，在普通学校内就读，为特殊孩子配备的资源教室和特教老师帮助自闭症孩子完成所有的教学需求。

日本电视连续剧《与光同行》是根据真人真事改编的动画连续剧，讲述的是一个自闭症孩子在学校里获得老师、同学及家长帮助，逐渐成长的故事。在中国的家长看来，这样的教育环境似乎是所有家长心目中的示范。光的特教老师以及这一所学校，都在帮助他一起成长，甚至在运动会上为光单独进行跑步比赛，全校师生一起为他加油呐喊。也许，电视剧总略微带着一些夸张，但不难看出，日本的资源教室及特教老师配备相当完善。

目前在国内，资源教室开始在大城市里逐渐建立。有些资源教室并不设置在普通学校内，而是在每个区的特殊教育指导中心，这更像一个管理特殊学生的行政办公室，而不是对特殊学生进行教学的课堂。由于老师紧缺，目前大多由其他老师来兼任。

近年来，随着人文环境的不断改善，中国教育"零拒绝"深入人心，以及自闭症儿童早期干预和康复训练的进步，越来越多的轻度或中度自闭症孩子进入了普通学校随班就读，这不得不促使学校方面做好应对工作。很多学校开始允许家长为特殊学生请的老师进

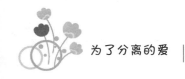

入校园进行"陪读"。

记得当年，齐齐上小学的时候，我也曾经想要去"陪读"。学校方面拒绝了我的请求。当时的班主任李老师宽慰我，说齐齐在学校里的表现还能跟得上，不要太担心。

"陪读"对我来说，真的就是一把双刃剑。没有陪读，让孩子在学校里能够更为自然地和别的老师、同学交往，他每天都面临着没有预演的实战社交课堂。但没有陪读，我就不知道，他每天的学习内容是什么？有没有认真听讲？有没有学进去？……开学的那段时间，我每天都被这样的念头折磨着。

涛涛是个可爱的小男生，从开始不会说话，一直到学会了简单的对话，学会了写字、做算术，在我们机构一待就是好几年。他的进步也确实不小。同样也晚了一年，涛涛进入了一所普通小学就读。妈妈执意要到学校进行陪读，谁知，这一陪就是五年。

等到涛涛小学毕业的时候，妈妈没有再给他选择普通学校继续就读，而是退而求其次到了当地的特殊教育学校读书。

说起这段经历，涛涛妈妈的感慨是这样的：一是孩子在陪读的情况下，产生了强烈的依恋。由于孩子身边一直有家长或是小老师陪同，孩子真正的学习能力并没有体现出来，做功课、考试，成人会一直在边上提示。而其他孩子因为看到涛涛身边陪同的家长或小老师，也并没有和涛涛形成真正意义上的社交。二是涛涛在上学之后就中断了训练，以学校学业为主，低年级的时候还能应付，可是到了高年级，就越来越跟不上，家里又拼命以学校的内容为主，涛涛不仅学不好，而且还出现了很多情绪上的问题。

放掉了学校，减轻了压力，妈妈爸爸开始带着涛涛参加很多户外活动，增强很多不同环境的经验，孩子的脸上才慢慢恢复了笑容……

考虑到国内目前的教育环境，自闭症孩子想要在普通学校里融合，能够取得比较好的效果，关键还是在孩子自身的能力。多数的普教老师是不太懂得如何引导一个自闭症学生的，如果能遇上一个充满爱心的老师以及负责的学校，那是一件非常幸运的事情。

对于自闭症孩子而言，"陪读"有时候反而限制了孩子发展的机会。很多家长会担心，孩子在学校被普通孩子欺负怎么办？

其实，即使是被别的孩子欺负，对自闭症孩子而言，也是一个最真实的体验。谁又不是在委屈和误解中长大的呢？吃一堑，长一智，只要不是太过分的那种，在真实的情境中，我们的孩子也能激发起自我保护的意识与办法。

随着越来越多的自闭症孩子走进校园，有些学校允许家长们进入学校中进行"陪读"。"影子老师"逐渐进入了家长们的视线。在各类宣传中，"影子老师"具备心理学或特殊教育的基本知识，能够在普通教室里引导自闭症孩子适应校园环境，和其他孩子形成社交。

听起来也许很美好！但实际上，暂且不论"影子老师"的薪酬是绝大多数家庭难以承受之重，"影子老师"的效果也很难实现，因为并没有一个标准化的流程或要求来规范这些"影子老师"。

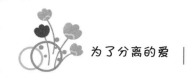

怎么样的引导才是有效的呢？这也是一个非常模糊的概念。因为，雇用"影子老师"的家长们是不专业的，他们没有一套行之有效的检验方法。有时候，"影子老师"在放学之后，还要兼任这个孩子的个别化教育老师。从某种意义上来说，"影子老师"和陪读之间的差异并不是太大。因为在家长心目中，"影子老师"只要能够在放学后教会孩子一些语文或数学的学习内容，或是保证孩子在学校里的行为和情绪都比较稳定，那么这就是一个好的"影子老师"了。

而摆在孩子和家长们面前的是，自闭症孩子从学校里毕业之后，应该何去何从？如果孩子缺乏一种逐渐独立生活的能力，"影子老师"陪伴孩子五年或是九年，又有什么意义呢？"影子老师"不仅要帮助孩子具备这样独立的能力，同时，要与家长、学校、医生、老师联手，共同对孩子未来的发展作出规划，这是最为关键的，也是目前最为缺乏的一环。而现实是，我们没有针对自闭症个案的长期性整体性规划，所有的决定，目前都掌握在家长的手里。而"影子老师"实际上只是家长雇用来在学校里看护孩子，帮助维护纪律，教孩子进行学习的一个"家教"罢了。

当齐齐从学校毕业，到职业学校就读，最后找到自己力所能及的工作。我才最终庆幸，正是因为当初没有陪读，齐齐才能够在学校里获得他人真实的反应，锻炼了他的社交与反应，让他具备了基本的与人交往和解决自身问题的能力。

第三节 错误的"以学业为重"

国庆节过后，总会遇到机构的一次"小忙碌"。小朋友们在9月上了幼儿园或是小学，能力较弱、发育迟缓及一些带着自闭倾向的孩子慢慢在普通环境中出现这样或那样的问题，家长们开始着急地寻找机构，解决面临的困境。

那天正忙完家长们的咨询，稍稍在办公室里坐定，给自己泡上一杯香茗，想着终于可以休息一下了。

"陈老师，我是林林妈妈。"

林林？我努力搜寻我的记忆。终于想起来了。林林，大概是在4岁多来我们机构训练的。轻度自闭症，有语言，话多，常常自言自语，说话缺乏逻辑，不太能够围绕主题。动手能力和身体协调都不太好。经过2年多的训练，林林的理解与表达，在学龄前都有了蛮明显的进步，能够写字、做算术，语言交流也已经顺畅了许多。

林林很顺利地进入户籍所在地的小学就读。但自从上了小学之后，林林就不再来训练了。一年级的时候，听林林妈妈说，林林在学校里表现还不错，虽然学起来有点累，但基本上还能跟上。

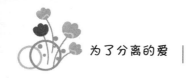

　　但是我们知道，仅靠 2 年多的时间一下子拉升起来的能力，只能应付林林一、二年级的学习内容。因为从整体来看，林林的学习能力还是没有完全跟上。可能随着学业难度的增加，他的学习就会越来越吃力。林林上学后，老师也曾打电话给妈妈，让林林继续来参加训练，哪怕一周两三次。

　　林林妈妈总说，不是不想来，只是学校的课业很多，孩子回到家里，功课就要做到 10 点钟，哪有时间来训练呢？

　　"我也知道陈老师说的有道理。可是，我们林林现在上学了，要以学校的学业为主。"

　　哦，我的脑海中又浮现出林林白白嫩嫩，整天乐呵呵的小脸蛋。

　　"陈老师，我们林林在学校里不仅学习跟不上，而且现在情绪还特别大，不肯写功课，上课也不听，总是招惹同学。现在，学校里都想让他去特殊教育学校了……"

　　林林现在已经四年级了。二年级的时候，他的学业就开始逐渐跟不上了。每天晚上，妈妈都要陪着林林写功课、学习，有时候要搞到十一二点。但即使如此，林林的学业还是一年比一年差。

　　长期在这样的"高压"环境下，林林对学习越来越没有信心。只要一教他难一点的内容，他就开始发脾气，乱扔东西。虽然到了三四年级，老师就已经不再要求他的学业了。可是整天坐在课堂里，老师讲的内容，林林也听不懂。没有什么好玩的，他就一会儿自己发出点声响，一会儿去拉前排女生的辫子。老师觉得林林是故意在扰乱课堂纪律，总让妈妈回家好好教育林林。

回到家里，妈妈给林林讲道理，他总是什么都答应，似乎又挺懂事。可是一到学校，就开始故伎重演。

林林是属于那种语言机械记忆非常好，说话句子长，能说会背的孩子。但是，他的弱项则是感觉动作功能不成熟，行为、社交像小孩子，不知道怎么动、怎么玩，而影响理解、逻辑与思维的视知觉功能也没有及时跟上。所以，看起来林林语言蛮好，能交流能说，但是行为举止不像一个小学四年级的孩子，理解能力也不好，口头上是答应要听话、不影响纪律，其实并没有真正理解，行为也很难自我管控。虽然，学前的那两年在我们机构里有所提升，可是要对付小学阶段的规矩与学业，林林的差距还是蛮大的。更何况，孩子在上了小学之后，就中断了训练，耳朵能力却没有闲下来，背语文、背英文，但视知觉功能却没能跟上，数理、条理、逻辑不足，这也是林林比较容易情绪化、幼稚的原因。长期高压的学业要求则是林林情绪爆发的导火线。

我和林林妈妈详细分析了孩子目前的情况。最终，林林妈妈决定先暂停林林上普通学校，全天回到机构来上课。一年以后，林林的情绪开始逐渐稳定，但毕竟林林已经不是小的时候了，中断了四五年的训练，林林学东西明显没有小时候那么快了。小学毕业之后，林林妈妈最终还是让林林到特殊学校读中学。林林妈妈常常感叹，当时真应该听老师的建议，把训练进行下去，也不要给孩子这么多的压力，也许林林的发展会更好。

有林林妈妈这样想法的家长，其实不在少数。很多原来在我们

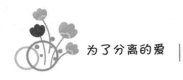

机构训练的大孩子家长，好几个都有这样的遗憾，应该在小学阶段继续一些训练，用以保持已经获得的能力，不应该把学业看得那么重要，太多的压力很容易让原来心智就不太成熟的自闭症孩子厌学，甚至有少数的孩子在上学期间还出现了轻度的抑郁或躁狂的现象。

记得当时，齐齐在学校里的时候，也是一、二年级的学习还过得去，到了三年级就慢慢跟不上了。之前，我也像很多家长一样，觉得孩子上了小学，就是跟上了普通孩子的脚步，就要以学业为重。但是，当我每次看到齐齐在学业的重压下，露出沮丧的小脸蛋，我既心疼，又隐约觉得哪里不对劲。如果自闭症孩子学业上的天花板无法逾越，我们为什么还要钻这个"牛角尖"呢？关键是，孩子在学业的压力之下，其他的能力并没有任何进步。

最后，我只能冲到校长办公室，大胆提出：从此以后，请学校不要再要求齐齐的学业，他的所有学业由妈妈负责。

我不再要求齐齐的学业，而是按照他的进度来设定学习内容，并且把重点放在未来齐齐在独立生活中需要用到的那些知识上。比如说，如何给父母写一张纸条或是如何写一封信，学会阅读理解一些简单的叙事文章……数学方面，加减乘除是必须要会的，但是时间、长度、重量、钱币等则是他的重点内容。至于那些绕口令似的应用题，还有中学阶段的物理、化学，能教一教就教，搞半天学不会的，就暂且放过。

那个时候，我对齐齐说得最多的是："没关系，妈妈不在乎你的成绩。"

当然，并非所有自闭症孩子都无法学习。我们也教过很多孩子，在学校里成绩非常优秀。

但是，我们家长应该清楚知道，小学的学业并非自闭症孩子的重点。不管是什么样的孩子，最终面临的问题是能不能独立生活，自理、自立，而并不是语文或数学的考试成绩。而对于自闭症孩子而言，这就更加重要了。

所以，自闭症孩子即使上了普通小学，也无需以学业和成绩强压孩子，以免效果适得其反。

第四节　学校里最重要的那些事

　　要走到齐齐的小学，首先，要穿过一个菜场。路很小，两边摊位林立，人来人往，吆喝声不断。我开着小车送齐齐的时候，总是小心翼翼，生怕把别人撞到了。这样的环境，虽然嘈杂，但却充满了烟火气。

　　而我们的孩子，未来也必须具备在这样纷扰的环境中生存的能力。就像我要躲避小贩、黄鱼车、自行车、送菜或买菜的人，最终到达自己的目的地。而孩子们，也要具备解决各类难题的能力，最终达到能够独立生活、自理自立的目标。所以，小学生活并非是自闭症孩子训练的终点，而恰恰是一个崭新局面的开始，孩子们未来要接受的挑战，便是从小学开始的。

　　在我的经验来看，小学三四年级前，是为未来生活自理做准备的时机。

　　最为重要的就是，孩子们必须要遵循基本的学校规则。上学、放学、排队、出操、课堂纪律……吃饭、如厕、穿戴整齐、整理学习用品……就像我之前所说，这些最基本的能力是孩子们在普通小学顺利就读的前提条件。而前期的这些工作即使是普通孩子，也必须由家长们配合学校、配合老师来进行的。小学阶段习惯的养成不仅是在学校，家庭也是很重要的一个部分。

家长们不需要过多关心自闭症孩子在学校里有没有和其他孩子玩和社交，而要把重点放在如何"适应"学校生活上。就是孩子在普通学校里，能在人群里，不被同学和老师重点"发现"就是成功。当然，达成这个目标的前提就是孩子的学习能力要够，行为要成熟，情绪要稳定。

在实际的工作中，我观察到，很多自闭症孩子其实是能够学习的，但很重要的一个问题，就是他们常常处于情绪不稳定之中，往往不听指令，想干什么就干什么，不想做就不做。而这也就是自闭症孩子未来无法独立工作最大的障碍。

从小学四年级开始，我们就要开始为孩子们做职业规划了。通常，很多人以为职业规划是否就是找到自闭症孩子的特长，加以发扬提升。其实并非如此，绝大多数的自闭症孩子各方面的能力都比普通人要差一些；绝大多数所谓自闭症孩子的"特长"，只不过是家长们带着孩子加以训练之后的一些小成果。比如说，会弹个钢琴、画个画……但绝对没有达到未来可以以此为谋生手段的程度。多数的特长，不过是在一些公益慈善活动中崭露头角罢了。

那么过了 10 岁之后，我们要训练孩子们什么样的能力呢？个人感觉，主要是有两点：

一是对于自身社会角色的认知。什么意思呢？就是要明白自

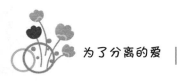

己是一个小学生！而一个小学生需要做的事情，就是每天按时上学，按时完成老师布置的各项功课，准备好明天老师上课需要使用的各类文具用品，知道要参加考试，并明白考试成绩的含义。这来源于之前习惯的建立与培养，所谓"习惯成自然"。到了小学高年级阶段，这些工作就不需要家长们来催促，而是能够独立完成。小学阶段能够明白"小学生"的职责，未来才有可能踏上工作岗位，能够自主完成自己的工作。对于自闭症孩子而言，这个意识如果到了十八九岁再来培养，可能为时已晚。

二是既要知荣辱又要"遇事不急躁"。

有些自闭症孩子上学之后，家长也是拼命在家里做功课、赶学业，但是，真正到了考试的时候，孩子根本无法参加。有的是不懂得考试的意义，有的是无法读懂题目，也有的是想做就做，不想做就不做。那试想一下，如果孩子在学校里无法参与考试，未来如何到工作单位面对人生的考试呢？每天需要完成多少工作任务，其实就如同每天要参与一次测验考试，所有的题目都要完成才能得分（获得劳动报酬）。

在我们机构的常识课业学习过程中，很重要的一项流程就是孩子们必须参加分科的考试，而且必须考试合格，才能进入下一阶段内容的学习。这样做的目的，不仅仅是为了检验孩子们学习的成效，有没有真正学会明白，而且是让孩子能够通过一次一次的答题做考卷，明白考试的含义是什么，应该如何正确应付。

齐齐在小学高年级阶段，就越来越跟不上学校学业的难度了。

但是，他却特别明白考试的含义。每一次考试，他都可以把考卷填满，总之，就算不理解，猜也要猜一下。

而另一种自闭症孩子在学习过程中特别焦虑，如果做不来、做得不对，会哭闹或发脾气，似乎是一种"完美主义者"。当学业难度逐渐加深或一遇到挫折的时候，往往就会情绪失控。这些孩子通常会是那些相对智商高、程度好一些的自闭症孩子，而父母寄予的期望就更大，无形中会给孩子造成一种压力。这个时候，家长们要尽量让孩子放松。就像我当年告诉齐齐那样，考不好没关系，努力就好。另一方面，这些孩子要多参加体育运动，把不安的情绪能够尽量得到舒缓和宣泄。而运动对于孩子们而言，不仅能够稳定情绪，而且对于提高专注力，提升学习效果都有意想不到的好处。

在小学阶段，提升学习能力的训练同样还是很重要的。一方面，孩子在成长的过程，能力如果没有一同跟上，在学校里就会越跟越累；而另一方面，自闭症孩子在运动、视知觉能力、语言/语文能力等方面的学习与训练，仅在普通学校的课堂里还是不太足够的。

在齐齐的成长过程中，我非常感谢齐齐的小学，从校长、老师、大队辅导员到学校的保洁阿姨、门卫保安，几乎每一个人都给予了齐齐极大的善意及对齐齐训练最大的便利。

记得齐齐四年级的时候，校长还特意把我叫到办公室，嘱咐我给齐齐办理随班就读。

"齐齐妈妈，这个随班就读你要给孩子办一下的哦。我们区有个

初职校，如果孩子中考考不上，就可以去读，学一个技能。而这个学校，收的学生必须是随班就读的。你放心，办了随班就读，我们老师一样会对齐齐尽心的。"

正是校长当年的一席话，才让齐齐未来顺利进入初职校，后来也找到了适合自己的工作。

很多家长往往觉得，孩子办理了"随班就读"，是不是就意味着孩子的学习成绩不计入名次，老师就可以对我们的孩子不管了。其实并非如此。"随班就读"政策，是普通学校内对轻度特殊儿童进行分层次教育的一种方式。随着教育体制的改革与发展，相信我们孩子在普通学校内得到的帮助也会越来越多。

更为重要的是，随班就读让我们自闭症孩子能够在学校的融合过程中不必背负深重的学业压力，更能够轻松上阵。而随班就读，也是给孩子们未来职业规划多了一条选择之路。

 本章建议：

1. 自闭症孩子上普通学校一定要具备相应的能力。如果能力不足，可以晚一两年就读也没有关系。对于有些能力较弱的孩子，也可以为其选择特殊教育学校就读。

2. 自闭症孩子在学校里最重要的是要学会适应学校的生活，遵守各项学习纪律与制度，建立未来融入社会、解决问题的能力，不要过多追求学业，引起孩子情绪上的问题。

3. 小学阶段仍然要坚持对孩子进行康复训练，因为在普通学校环境中，自闭症孩子吸收有限，有些内容必须要重点强化进行教学。

4. 小学中高年级就要有意识为孩子做未来的职业规划，让孩子明白自己的社会角色，如何担负起自己的社会责任。

第五章

中学生时代，你还要怎么做？

很多自闭症的孩子会在小学高年级阶段或在小学毕业的时候，回到特殊教育学校，往往是因为家长和孩子实在承受不住在普通学校就读的压力。而那些进入普通中学的自闭症孩子们，也往往是举步艰难。

第一节 人在"江湖",身不由己

齐齐上的中学是他小学的对口学校,开始的时候,我并没有太多的担忧。虽然换了地方,但是路程并不远;虽然也换了老师,但同学中也有很多熟悉的面孔。想来,应该是很快能够适应的……

2013年9月的一个夜晚,来自全国各地的公益小伙伴们参观学习完了当地几个知名社会组织,又一起品尝了美味的四川火锅,游荡在成都著名的宽窄巷中,吹着晚风,回味着刚才火锅的香辣,聊着我们社会大同的美好愿景……

儿子已经顺利上了中学,也开始慢慢在融合了。眼前又有一群志同道合的人,一起学习一起进步,我的心情更是无比舒畅……

手机铃声突然来袭,似乎好梦就这样被打碎了。

接起电话,是我母亲的声音,"你什么时候回上海?齐齐在学校被别人抢了钞票……"

怎么回事,难道现在还有这样的事情?难以置信。

"齐齐不敢跟你说,你回了上海去一次学校吧,把事情问问清楚,我已经和他们班主任说过这件事情了。"

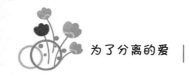

"哦，好的。"

几近惆怅，原来美好的生活就是如此被无情撕破。原来，自闭症孩子的问题可不是上了学就能解决的。

接下来的几天学习，我也似乎有点魂不守舍，所有的美好几乎就消失在那一瞬间，我只想着赶快回上海去解决这件事情。

回到上海，稍做调整，和班主任约好了时间，就直接前往。

儿子规规矩矩地站在崔老师的面前，我就坐在一旁。

"××，让我给她十块钱，她说做我的大姐大，保护我。否则就对我不客气……"儿子低声低气地说，一脸委屈。

"这个女孩子，平时表现还是不错的，怎么会做出这样的事情来呢？我们把她叫过来问问吧。"班主任崔老师说。

我心里也是纳闷了，现在的女孩子都这么凶悍了吗？这种类似的校园欺凌，虽然我们小时候也有耳闻，但犯事的毕竟还是男生居多，倒不常听到女孩子这样的。

进来的女生，虽然高高大大，倒也文静。

"崔老师，我不是有意的，我只是……只是……和他开了一个玩笑。钱，我已经还给他了。"

一旁的小子突然嘟哝起来，办公室里倒也听得清楚，"你这玩笑，也开得太大了吧。"

"好了，去给齐齐道个歉，下次可不许这样了，同学之间要友好相处。明天写份检查，交给我。"班主任拉了一个圆场。

等女孩子出了办公室，班主任也无奈地摇摇头，"现在的中学生，可不好管，什么都懂。"

拜别班主任，领着齐齐回家。他倒是一脸轻松，终于有人为他出气了。我就问他，为什么出了这个事情，不告诉妈妈？

"我怕你生气呀！"倒也是体贴人的。

"以后，有人欺负你，还是要告诉妈妈，告诉老师，才会帮你处理。"我提醒他道，也没多说什么。

记得小学四年级的那一年，也是被别班的同学打了，自己也不敢告诉老师，倒是同班的女生看到才报告了班主任。我到学校的时候，也不知道为了什么，齐齐像是丢了面子，就在那里大哭，"我不要上学了，我要退学……"这些善良的孩子似乎被欺负了，还觉得是自己的错，怕被妈妈知道。

那天，班主任李老师哄了他好久，齐齐的情绪才慢慢稳定下来。

家长们常常担忧，自己自闭症的孩子到了学校被欺负了怎么办？而在人前，作为自闭症资深家长、行业导师，我常常会这样回答家长：对于孩子而言，被欺负也是一种体验。当孩子能够明白被欺负是什么感受，才会学会如何保护自己。

但是，孩子真的被别人欺负了，作为妈妈，心里又怎么会好过呢？所以，我从小就告诉他，如果谁欺负你，一定要告诉老师的。

小学的时候，孩子们都听班主任的，老师特别权威。即使其他班的孩子欺负了齐齐，也总会有同班的孩子站出来，告诉老师，伸张正义。当然，有时候，自闭症孩子的理解能力不好，有些话只会学，但不懂，往往说了不该说的，比如，说了骂人的话，但他只是

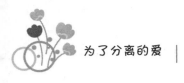

觉得好玩。这样被别人打了，也是常有的事情。但总体来说，小学生的自我意识不强，所以老师的作用就很明显。

现在的中学生，个性都很强，老师的权威就不那么明显，更有一种亦师亦友的感觉。所以，当这些不懂人情世故的自闭症孩子在中学时代，被欺负的概率就大大增加了。而即使被别人欺负了也不会还击，也是自闭症孩子常见的特征。

不管如何，还是要教他学会保护自己。所以，我常常对齐齐说的话就是，有什么事告诉老师！

这件事情以后，倒是太平了很长一段时间，有什么事情，齐齐还是会第一时间报告班主任。但是，他有时候乱说话，还是会招来同学们的嫌弃。

每一次，都要和他约法三章，"第一，骂人的话不能说；第二，不是事实的话不能说；第三，男女之间爱不爱的话不能说"。小小的初中生，恋爱的、成双结对这样的事情可真多，可我们自闭症的孩子不明白，别人说什么，就只会学，而且还会不分场合地说出来，这可真是个麻烦事！为了这些，齐齐可是没少挨别人的揍。

不过，像"抢钱"这样的事情，后来倒还没有再发生过。

到了初二开学不久，又来了一件事情……

这次是班主任来向我告状了。"齐齐妈妈，你家齐齐今天在劳技教室门口，拿了一把剪刀在玩，正好被教导主任看到了。教导主任问他为什么拿着剪刀，他说是要去捅××同学。这个太危险了，怎么回事呀？"

真的以为自闭症孩子有暴力倾向吗？

等到齐齐放学回来，吃好晚饭，定定神，我就开始"盘问"他。

"今天在学校里可有什么事情发生吗？"

"你有没有把家里的剪刀带到学校去？"

"为什么把剪刀带去学校呀？"……

"妈妈"，齐齐一脸正气，"我长大了，有能力保护自己了。谁再欺负我，我就用剪刀去捅他……"

"捅他？那你有没有考虑过后果呢？"

"后果？"他一脸无辜。后果是什么果？难道也像苹果一样能吃吗？

"后果，就是如果你捅了同学，后面会发生的事情啊！有两种可能性，一种是你把别人捅伤了，那么，我们就要带他去医院看病，给他钱，赔偿他；万一你把这个同学捅死了，怎么办？你现在未满14岁，就要去少管所，如果你成年了，就要判刑，还有可能是死刑。你的小命还要不要啊？……"

弯弯绕绕，得用他能听得懂的话，抽丝剥茧地解释给他听。成人的世界哪有这么容易？

"赔钱？什么是赔钱？多少钱？"

"你以后想要去看电影，游乐场可都不能去了，也不能去饭店里吃饭了，只能在家吃点白米饭。"

"他会死吗？"

"对啊，捅到别人的心脏，心如果不跳动了，就说明他已经死

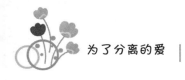

了呀！"

"警察会来抓我吗？"

"有可能呀，你现在不满 14 岁。想一想，你就要离开妈妈，和一些坏人住在监狱里，也没有肉吃，也没有软软的床睡觉，每天只能睡冷冰冰的木板上，你想想，这是你想要过的日子吗？"

突然之间，小朋友觉得事情可不是那么简单与容易，意气用事似乎会有更不利的结局。花了两三个小时，一直到深夜，直白的解释，解开一些他前所未知的世界。终于，他想明白了：

"妈妈，以后别人欺负我，我还是告诉老师吧！"

一时解开了心结，这些孩子就很明白如何去执行，肯定不会犯错误。只不过，他们的心思比普通人要简单许多，没有那么多花花肠子；在对事物的理解和分析上，他们也没有过多的联想与连接。所以，我们必须要用他们能够明白的直白的语言去解释、剖析给他们听。最后，引导他们得出正确的结论。

在我接触到的很多案例里，到了这个年纪，家长们会害怕孩子在学校被欺负。因为对于其他同龄孩子而言，自闭儿的社交差，心智解读能力不强，心地又单纯。如果一旦受了欺负，一是没有抵抗能力会吃亏，二是心理上承受不了，孩子会不会崩溃？

有人的地方就有江湖，会发生什么，都无法预知。在这人心莫测的江湖之中，我们的孩子就像是武功超级弱鸡的选手。遇上什么样的对手，作为家长，也只能见招拆招，与他们共同面对。

而大多数的情况下，实际并没有我们想象的那么糟糕，因为毕竟还有学校和老师；而我们的孩子，也并没有我们想象的那么差劲。而每一个人的成长，都是在欺负与被欺负之中，变成现在这个样子的。所谓"吃一堑，长一智"，只要不是太过分的欺负，让我们的孩子品尝一下什么叫被欺负，才能让他们真正体验社会的善与恶，才能获得内心的逐渐强大。

中学时代，真是江湖初现……

第二节　青春期的孩子不一定叛逆

　　自从有了网络短视频平台，经过大数据的筛选，相似需求的人便会更容易地连接在一起。我的社交平台常会收到一些来自全国各地家长私信，也有很多是针对青春期的提问：

　　"陈老师，自闭症孩子的青春期应该如何引导？"

　　"孩子已经 12 岁了，最近总是情绪失控，是不是青春期引起的，应该怎么办？"

　　"孩子发育了，总是发脾气，不知道如何处理？是青春期的叛逆吗？"

　　回想齐齐的青春期，还真的没有太多的所谓叛逆与情绪的问题。现在回想起来，他在青春期的问题，主要集中在与女生的交往上，对男女感情的懵懂认知。这些情况，我在之后的章节中，会详细给家长们道来。但是，在青春期的整个过程中，他还是属于情绪稳定、乐观开朗的，也没有因此而引起太多的麻烦。

　　唯一的烦恼，倒是他的睡眠问题。随着脸上小痘痘不断增长，不仅影响美观，他也开始出现很多成年男性的特质。而在这个阶段中，他每天晚上睡觉成了很大的问题。有时候，到了晚上十一二点，他还一个人在房间里听音乐。我敲敲门，问他，怎么还没睡？他总是回答，睡不着，觉得身体很难受。第二天上学的时候，又显得比较没有精神。应该是荷尔蒙分泌旺盛的缘故吧，但这样的睡眠问题也并不是一直伴随，总是时好时坏的，持续了一年多。上了职校，也就慢慢消失了。

情绪的问题，还是和孩子早期的干预训练有着重要的关系。齐齐长期坚持运动和训练，也能有比较好的表达。所以，在身体发生变化的时候，通过学校老师和父母的讲解，他并没有出现什么情绪上的波动。相对而言，那些理解能力比较好的自闭症孩子，在这个阶段的状况确实要好一些。

比较麻烦的是一些认知水平不太高的孩子。

凯凯是在我们中心训练的大孩子，会说话，但表达比较简单，只局限在自己的生活需要上，偶尔也会表达一些自己的喜好。但更深层次的理解，就不太行了。但是凯凯的情绪一直都不错，虽然刚来的时候有些不配合，但后来训练上了正规，每天都是乐呵呵地来上课，老师们都觉得这是一个非常听话的孩子。

可到了五六年级的时候，突然有一个阶段，凯凯的情绪显得不大稳定。老师让他做运动、写字或学数学，他就开始发脾气，表情明显又似乎很痛苦的样子，有时候会抓住老师，甚至把老师的手都抓破了。有一天，他突然在运动教室里乱跑起来，不小心撞倒了别的小年龄孩子，搞得其他家长都有点害怕他。没有办法，我们只能

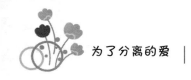

换下女老师，换成两名强壮的男老师，命令他坐下，慢慢做一些简单的动作。也是这样的原因，凯凯没有办法去学校，只能待在家里一段时间。

等到凯凯情况稳定下来的时候，老师就会教育他：

"不能在运动教室里乱跑，不能去撞别的小朋友……凯凯，这样做是不对的。"

比女老师高出半个头的凯凯，又恢复到小绵羊的状态，表情变得内疚起来。看到老师手上被自己抓伤的痕迹，又显得很不安。

观察了凯凯几天，又想到了齐齐每天夜里辗转难眠的情况。不知道这些孩子在青春期身体上正在经历怎样的变化，让他们不安与躁动。一定是什么让他们感觉不舒服。而语言表达、理解能力好的孩子，就会比较容易自我控制。而反之，就会出现强烈的行为情绪问题。同样地，过了一段蛮长的时间，凯凯的情绪也就稳定了下来，又恢复到之前的状况。只是他的嘴边多了一圈小绒毛，声音也变得粗犷。

女孩子的情况就更为复杂。由于每月一次的生理期，给那些理解、自理能力不强的大龄孩子带来了极大的不便。害怕、恐惧的心理需要家长给予更多的安慰与陪伴。最重要的是，在生理期的那几天，必须要有人为孩子做好卫生与护理的工作。很多情况下，女孩子在这几天是没有办法正常上学的，还必须要有成人在家中进行照顾。

虽然，女孩子在自闭症人中的比例要少很多，但在这一点上，她们的问题会比男生更不容易解决，而未来要让她们学会自我的保护，避免遭到恶意的性骚扰和侵害，也是摆在家长们面前的难题。目前的解决方式只能是由家长或是请的保姆进行一对一看护。

男生遇到的尴尬事也是有的。虽然孩子们的心智并没有成熟到同龄的水平，但是生理的需要是同样存在的。

对于齐齐来说，学校里已经有相关两性知识的课程，也许，他不能完全明白。但在同学们欲盖弥彰的表情中，他也慢慢懂得，某些事情，是不能让别人知道的。家里，爸爸也会告诉他一些男人之间的"小秘密"，如何正确处理自己在生理上的需求，包括什么样的频次是不会伤害身体健康的，如何去处理好后续的一些工作等。

而对智力情况不是很好的孩子而言，就是一件头疼的事情。因为他们会不管时间、地点地去满足自己任何的需求。

凌凌爸爸发现，12 岁的自闭症儿子总是喜欢用手去满足自己的生理需求。开始的时候，爸爸的做法是严格禁止。压抑的欲望在家里得不到任何宣泄，凌凌便开始寻找其他出路。

直到有一天，爸爸来接凌凌放学。没想到，凌凌在校车上居然全然不顾其他同学和家长，拉开裤子拉链就开始自我满足起来。这个时候，把凌凌爸爸羞得赶紧脱下身上的衣服给儿子做遮挡。

"唉呀，后来，我就只能让凌凌在自己房间做这个事情，在外面更难为情了，算了，算了，只能这样了。"凌凌爸爸在和我的交流中这样说，"不过，规定之后，凌凌就不会在外面乱来了，有时候，不能堵，还是疏得好吧！"凌凌爸爸摇摇头，这便是大龄自闭症孩子家长的烦恼吧！

111

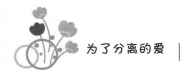

自闭症孩子的青春期，不管是相关的书籍和专业的知识，能够给家长们的参考真的不多。孩子们在这个阶段，不同的程度与类别就开始明显区别起来。理解不足、情绪不稳定的孩子麻烦就越来越多，人高马大的孩子会比小时候更多地束缚家长，不管是经济上的，还是精神上的。虽然孩子的先天条件决定了教育与训练的天花板，但早期坚持科学系统的特殊教育在这个时候就开始有了收获。

第三节 中学生的未来可期

如果自闭症的孩子小学毕业之后，能够继续升学到普通初中就读，能够独立上学放学，能够基本适应学校的生活，知道完成老师布置的功课，参加各学科的考试，不管成绩如何，就已经跑赢了绝大多数谱系的小伙伴了。

但是真正能够进入决赛圈的孩子并不多，从诊断到康复训练，再到进入幼儿园，进入小学，升入中学，大家可能以为这是一轮一轮的淘汰赛。而我，并不这样认为。

2020年新冠肺炎疫情暴发之后，各地的康复机构都处于时开时停的状态。为了帮助更多的自闭症孩子家长进行家庭康复训练，每周五的晚上，我都会在网络平台进行答疑。

某天，我还是正常在回复家长们的各类问题。其中，有一位妈妈描述说，自己的孩子14岁了，已经上六年级。在家里表现很好，很听话，也能完成妈妈布置的功课。可是到了学校里，不仅学习不行，还产生了逃避去学校的情况。

首先，我当然会去询问孩子的能力情况如何。很多时候，孩子

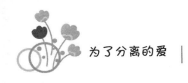

看起来不听话、不配合，无法在普通学校的环境里适应，绝大多数都是源于能力的不足。而对于已经上了中学的自闭儿而言，一般来说，感觉动作能力和听语功能的落后与迟缓在这个年龄段已经基本赶上来了。而重要的是视知觉功能的不足，特别容易影响到孩子在学业上的理解、条理、阅读及逻辑等。

　　在家里的时候，妈妈最清楚用什么样的方式让孩子听话。孩子能做什么，不能做什么，妈妈也是明明白白的。所以，一对一的情况下，妈妈总是有意无意地给孩子各种明示和暗示，却误以为孩子什么都会了，忽略了自己给的大量辅助及机械的练习。但一到学校，在几十个孩子同一个课堂的复杂环境下，老师的话不带任何提示，指令也更为宽泛了，老师的指令根本就不可能变成自闭儿的强音。在这个外在环境刺激嘈杂的课堂里，理解能力不强的自闭儿往往就会显得不知所措。特别对于那些听觉、视觉、触觉等感知觉有异常的自闭儿来说，这样的环境对他们来说就更是一团乱麻了。

　　可是，妈妈却总是不停强调孩子在家里在多么多么配合听话，而学校方面又是如何如何做得不到位。不愿意给她陪读，老师也没有特别照顾这个孩子，没有做到尽量的辅助，所以，造成了孩子目前的这种情况。我花了10分钟，听那个妈妈唠叨学校的不是，然后她的结论就是，学校没有激发孩子的动力，才造成了孩子不爱去学校，不完成学校功课的结果。

　　由于短短的2个小时直播，我没有办法详细询问孩子的具体情况，因为有太多其他家长的问题，我也没有机会亲眼看到那个孩子的情况，而妈妈一再强调的事情却又与我的想法南辕北辙，虽然最后妈妈也表达了对我的感谢，但是很遗憾我的感觉却是：我并没有能够打动到她。

在自闭儿上学的这条路上，能够做到很好的融合并不容易。即使在发达国家，如美国、加拿大等，自闭儿在普通学校的融合也并没有我们想象的那么好。而在中学阶段，老师们更多关心的是未来的中考大关，而学生们的想法则更成熟、更成人化。而我们的孩子却又比这些差得更远一些了。

我们依然没有办法去改变孩子所谓的"自闭"本质，但即使在中学阶段，我们还是有机会最大程度提升他的能力，帮助他具备一定的在学校生存的技能。请注意，我用的词是生存，而并非融合！当家长们关心的是我们孩子在学校的生存能力，那么就不会无限放大孩子的共同关注力、同伴关系，有没有所谓的社交的活动，有没有交到好朋友……那个时候，你就不太容易焦虑，不会总觉得孩子和别人不一样。在以"生存"为核心的前提下，你就会关心，孩子在学校能不能看起来随大流？有没有老师来找麻烦，有没有其他家长来投诉？能够自己去上学，放学自行回家，中午吃饭自己收拾餐具，自行购买文具，整理书包和各类考卷，完成老师布置的功课，自己参加考试……

不要以为我所说的是容易达到的事情，其实以适应生存为前提，以生活自理为目标，以能力提升为抓手，才是我们自闭儿未来走向社会的核心要素。当我们能够把一些不切实际的内容摈弃的时候，

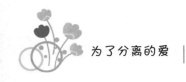
才能够集中火力来帮助孩子得到真正提升。

作为家长，我们很努力地为孩子改善周围的环境，但对于弱势群体的关爱及社会文明的发展进程并不能完全如我们所愿。作为自闭症孩子的父母来说，仍然应该感恩你所处的环境与那些曾经关心和帮助过你孩子的人。

将心比心，对于普通学校而言，自闭儿的融入确实需要老师、同学们付出努力与爱心，表达我们的感恩之心，相信没有人会拒绝善意。当我们用善意去解读别人的时候，世界也因此变得美好。

也许有人要说，我们的善意未必会获得好的结果。但是，你要知道，你的心态却在最大程度地影响我们的孩子。直播间里的那个孩子为什么会逃避学校呢？也许，正是因为妈妈对于学校的不满态度影响到了孩子，让孩子认为去学校是一件痛苦的事情，而不是一件快乐的事情。孩子在学校的不如意，全部归因为老师和学校的问题。你说，孩子能乐意去上学吗？

其实，齐齐上中学的时候，并不是特别顺利，老师都在关心中考的升学率，像他这样随班就读的孩子，自然是放在一边的。但是，基本上我还是站在学校和老师的立场上，告诉齐齐：作为一名中学生，上学是你必须履行的职责；而听从老师的安排，完成每天的功课，则是你作为一名中学生必须完成的任务。也正是因为我的态度，齐齐从来都觉得，他是学校里、班级里的一分子，凡事都要尽量和别人保持一致，即使他的功课明显要比别的同学差。

当那位妈妈反复强调，保持孩子上学的动机才是最重要的时候，我显得有些无奈。奖励与激励貌似非常有道理，小朋友似乎一定要吃到心爱的棒棒糖才能完成布置的功课。可是，记得当年我们上学的时候，爸爸妈妈可没有给我们任何的奖励，六七岁的孩子即使懵懂，但也只是被简单地告知一下：年龄到了，去上学吧！

这其实与动机毫无关系，而是一种认知水平的发展！首先是孩子对于"年龄到了，要上学"这件事要能理解，其次则是父母要明确孩子上学是必须有的经历。当孩子形成了这个概念的时候，他去上学就不会再需要棒棒糖了。而自闭症孩子与普通孩子在这件事情上又有什么区别呢？可是，当我们的自闭儿已经上了中学，却发现，我们还是需要那根棒棒糖，这又是为什么呢？

所以，当我们发现自闭儿逃避上学的时候，就先要分析是因为他根本就没有明确理解"上学"这件事情的概念呢？还是因为学业过难过于繁重导致的厌学？还是两者皆而有之？抑或是碰到了其他心理或生理上的问题？

在很多家长自认为不懈的努力之下，有些自闭症孩子是能够磕磕碰碰完成小学学业，进入中学就读的。其实，很多知识的掌握都是建立在死记硬背之上的，孩子的认知水平，特别是概念的形成、思维的逻辑并没有达到或接近同龄孩子的水平。在不断的强化下，学习只不过是达到自己所需的一种手段。这样就造成了孩子很难理解每天到学校上课和完成学校的功课是一个中学生必须完成的任务。同时，在学业的重压下，自然就会产生孩子逃避上学，不完成功课，无法参加考试的情况了。

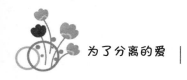

在中学这个阶段，孩子自我意识不断加强，而且对于外界的认识不断拓宽，会产生更多的疑问和想法。而中学又是小学的延续，那些在小学阶段就已经逐渐建立起完成任务与责任概念的孩子，在中学阶段相对来说就会比较顺利。如果在小学的阶段家长过于宠溺或过于包办的孩子，那就要吃力一些了。不断明确一个中学生必须要担负的责任是哪些，并且能够独立完成这些任务。同时，在中学生的"小成人"世界里努力"生存"下来，才是我们孩子真正的目标。

如果孩子在这样或那样的方面没有达到这个标准，即使到了中学阶段还是有机会进行提升的。千万不要迷信什么0—3岁黄金干预期，错过6岁就太晚了；小学如果没有上普通学校，中学就更别指望了这样的论调。自闭儿的干预训练是长期的，且呈螺旋形上升的趋势。达不到标准的时候，我们同样可以慢下来，退回来；达到一定的水平之后，再次进行尝试。要知道我们参加的不是百米冲刺，而是一场马拉松。

所以，你不要羡慕那些能上幼儿园或普通小学的自闭儿就一定会跑赢，也不要觉得你还带着十来岁参加康复训练的孩子就一定差劲。即使在中学阶段，我们仍然还是有机会跑出一个好成绩。我们今天所做的努力与坚持，是为了最终给孩子一个能独立的普通人的生活。我们一定要明白，上普通学校绝对不是终点，这只是孩子人生道路中的一个阶段。而未来的职业规划，才是我们最终的目的地。我们之前所垒的每一块基石，也许你意识不到，但只有到了决赛阶段，最后的成果才会慢慢清晰起来。

第四节 职业，你规划了吗？

　　自闭症孩子的未来，究竟应该走向何处？其实是一个值得我们深入探讨的问题。也曾经听到过一位社会知名的热心人士，要为自闭症的孩子建立一所"自闭症儿童学校"，专门只收自闭症的孩子进行学习，并因此而奔走努力。在这所学校里，也许能够全部包容，也许没有任何歧视，甚至可以基于自闭症孩子的特点来设计课程。听起来，似乎是一个完美的教育方案，也确实让某些家长向往。

　　但对于此，我实在是不敢苟同。因为人毕竟生活在社会中，我们给予孩子的庇护所，只是暂时的。而从教育的角度而言，即使是自闭症的孩子，他也应该得到社会的理解、尊重，以及与社会的接触，相互融合。"适度帮助，人格平等"，让每一个孩子都能在这个社会中找到自己切实的位置。这才是融合教育真正的意义。

　　在中学阶段，家长们对于孩子的未来，有两个方向的选择。一是参加中考，然后继续之后高中的学习生活，参加高考，未来进入大学深造。如果你的孩子能够在普通学校基本适应，学习成绩中等，那么，我个人的建议是完全可以努力一把，特别是在大城市的孩子，

119

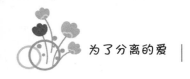

进入大学学习的概率应该是很大的。当然，这一部分孩子在自闭症孩子的人群中可以算是凤毛麟角。高智商再加上父母早年的努力可以让这部分人群逐渐走出自闭症的圈子。

而多数的自闭儿可能就要退而求其次，进入职业规划阶段。很多人以为，职业规划的重点，是孩子将来要从事哪方面的工作？其实，并非如此。

在很多人的误解里，自闭症孩子虽然有社交、行为等诸多问题，但是他一定有某个方面的特长，只是你没发现。在众多媒体的报道中，自闭儿的某些特长，都会被无限放大，更让人以为，自闭症孩子都是天才。

在齐齐的成长过程中，遇到过无数的热心亲朋，都曾经建议我要去发掘齐齐某方面的特长。特别是齐齐学画的那几年，很多朋友都让我考虑让齐齐朝这方面去发展。

事实上，自闭症孩子的特长并不能算是"特长"。

某天看到新闻报道，自闭症的孩子在地铁里担任"志愿者"。因为他对于地铁的线路和站名都能烂熟于心，所以，当有人问他的时候，他都能够对答如流。我定睛一看，那个孩子也曾经在我们机构训练过几年。比之当年的不会说话不会交流，可以说是进步很多了。但是，从"志愿者"到成为地铁站里的引导人员，这之中还是有很大的差别。因为这些超强的记忆能力，并不能保证孩子在长时间的工作过程中情绪稳定；也不能保证当有人询问时，孩子对于一些复杂的语言沟通都能做出正确的反应。果然，这只是一个关爱自闭症孩子的新闻，之后，也并没有看到哪个孩子真正能够成为地铁的向导员。尽管如此，也是很感谢地铁公司能够给孩子这样一个实践的机会。通过这样的活动，也是社会大众深入了解自闭症的一个机会。

这些超强记忆，曾经在齐齐的身上也发现过。但是，我发现，这些超强记忆很难在自闭儿身上产生延展，他只是机械记忆，并没有带着理解与思考。再加上自闭症孩子超弱的沟通能力，这就很难让其发展成一种赖以为生的技能。

再谈到培养音乐、绘画等艺术方面，虽然媒体在这方面做了大量的宣传，各类的公益组织也举办过画展、音乐会和手工艺术品展等。但是，真正能够在这方面崭露头角的自闭症孩子也是少之又少。

由于自闭症孩子超强的视觉功能，有少部分的孩子确实在绘画和手工上有一定的特长。和齐齐同一所小学的自闭儿"学哥"就是这方面的"天才"。他的工笔画可谓一绝，而自闭的缘故，他的工笔画落笔更为心无旁骛，挥洒自如。尽管如此，他的语言沟通和生活自理还是存在严重的障碍。

而更多自闭症孩子的特长，并不能算是真正的"特长"。家长们花了大量的时间和精力，让我们的孩子去学习。当然要先肯定，这是一个好事情，至少可以让孩子在业余时间变得有事可做，同时，也培养和熏陶了孩子的艺术修养与眼光。齐齐早年学过绘画，后来又在职校参加了摄影选修课，明显他对构图与色彩的感觉，就要比我好一些。

可是，我从来没有想过要让齐齐以绘画为生。即使在早年，我

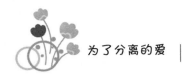

也曾经为他举办过画展，并由设计师制作过画作的衍生包袋产品。因为我心里很明白，这个特长，是在"自闭症"的前提之下的。如果你的孩子只是一个普通孩子，那么在那些铺天盖地的绘画班、钢琴班、写字班……里，你的孩子根本不会是最突出的那个，甚至连普通水平都算不上。媒体的报道，只是因为自闭症孩子学习得不易；而那些采购并不是基于商业或艺术的价值，更多是带着慈善的意味。

我曾经多次听过自闭症孩子的音乐会、钢琴演奏会，也有大量的公益组织在组织自闭症儿童的乐队、歌唱团等，这绝对是一件善事。不止一次，我都为之感动，家长在孩子的身上投入是何等巨大，而我们孩子又是何等努力，社会各界爱心人士又是何等奉献……

但是，现实却是，即使是那些和顶尖指挥、乐师或钢琴演奏家同台演出的自闭症孩子，仍然还是面临着未来职业规划或日常生活照料的难题。

在我的接触中，有很多孩子的智力和技能超过齐齐。他们有的甚至有较强的动手能力和数学计算能力，也能很好地使用电脑上的一些办公或设计软件。可是，有些孩子并没有顺利就业，仍然需要成人的看护。问题在哪里呢？很多自闭症孩子的情绪和行为很难自控。有些是干着干着，觉得没意思了，就自己跑了；而有些则是一遇到不如意或机械重复的时候，情绪就起来了。所以，最终阻碍自闭症孩子就业的，并非技能问题，而是他们能不能安下心来，完成每天 8 小时的工作任务，并能很好地控制自己的行为与情绪。

而这些，并不是到了中学或是准备就业才开始准备的。而是从小时候训练就开始了。年幼时高强度的训练和 24 小时的干预不仅是为了极高效地提升孩子的能力和认知，更是要让孩子养成每天都有事情可以做的习惯；而进入小学和中学阶段，要不断地强化孩子作为一个学生所要完成的责任与义务；而在家中，更是要不断根据孩子能力的提升设置作为家庭一员的任务与担当。所谓习惯成自然，从能力提升到认知内化，才能达到真正行为改变的目标。

2012 年，我在一位朋友的帮助下，有幸参观了香港一个福利机构，它主要负责一些成年心智障碍人士的就业去向及照护安排。当我看到，在一个大房间里，有些人正在给一些巧克力称重、包装及分装，而有些人正在将一次性筷子、塑料勺、餐巾纸和牙签放进餐具袋中进行包装……类似于福利工厂。我直觉道，未来齐齐的就业可能也仅限于此吧。我心里明白，齐齐并非是一个高智商的自闭儿。但是，他只要能够基本进入社会，成为一个自理自立的普通人，也算得上成功了吧！

 本章建议：

1. 中学阶段的同伴关系更为复杂，家长们要用自闭症孩子能够听懂的话，经常和孩子进行谈心、沟通，特别是面对校园欺凌的时候，帮助他们做出较为有利的选择。

2. 自闭症孩子的青春期表现和孩子的认知水平有较大的关系，家长们要针对孩子的情况进行设定，而这个时候，因为早期干预的

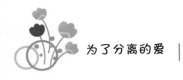

成效，逐渐让孩子朝着不同的方向开始发展。

3. 中学阶段更是要不断强化孩子作为一名学生应具备的责任，内化认知，为未来职业规划做好准备。多数自闭儿并没有太大的特长，职业能力的培养应更注重孩子长时间从事一项简单工作时能保持耐心及情绪稳定。

第六章

工作是最终的目标

小龄自闭症孩子的家长们似乎总是期许孩子能进幼儿园，上普通小学，却鲜有更长远的目标。幼儿园三年，义务教育九年，对于人的一生来说，占的时间其实相当有限。

　　回想 20 年前的我，带着孩子忙碌地奔波在康复训练的路上，想法也和今日的小龄自闭症孩子的家长们相似。可是，一眨眼的工夫，孩子就长大了，人生真正的考验也随之而来。

第一节　这才是收获的时节

如果有人问我，自闭症孩子的康复训练什么时候可以放松了？那我一定会回答你：一直到孩子初中毕业。

齐齐在初三的时候，通过学校分流（即初三的时候不在普通中学就读），进入××初级职业学校。当时，这也是上海为数不多的招收随班就读学生的一所初级职业学校。齐齐是学校里第一个招收的自闭症孩子，而在此之前，他们招收的都是那些在普通学校里就读，有轻度智力障碍、注意力缺陷、多动症及学习困难的孩子。即便如此，学校的名额仍然异常紧缺，在报名的学生中，仍然是要经过笔试、面试，才能真正入学。而入学之后，还要试课一个月左右，如果不合适，还是会被退回到原来的学校，可见特教资源的奇缺！

而在齐齐入学的第二年，即2017年，上海市教委颁布了《关于加强特殊教育职业管理的实施意见》，要求每一个区都要成立特殊教育职业高中办学点。这才真正落实了自闭症及心智障碍孩子在初中毕业之后的职业教育和培训。虽然并非是所有的心智障碍孩子都能入学，也要经过层层筛选，但比之前，已进步了许多。

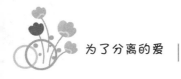
　　而这个特殊教育职业高中与齐齐所进的初职校又并不相同，至少在齐齐就读的普陀区是这样。初职校的生源是那些在普通学校里的特殊学生，而特教职业高中则收的是辅读学校的孩子（每一个区的实际情况不同，有些区并没有初职校，所以特教职业高中也有可能收的是随班就读的学生）。

　　我始终觉得齐齐真的很幸运！在经过了层层考验之后，齐齐正式进入了职业学校的学习生活中。在齐齐就读职校的时期，可以说是他人生中学校生活最快乐开心的两年。不仅是因为学校的老师对他非常包容，而且，由于职校的学业压力不大，主要以动手操作为主，更为符合我们孩子的特点。

　　这所初职校的专业主要有两个，一个是烹饪，另一个是烘焙。学制为三年，前两年在校园学习，后一年进单位实习。因为考虑到烹饪要动菜刀，起油锅，在校长的建议下，我为齐齐选择了烘焙专业。

　　齐齐的快乐，主要是源于学科学业的要求并不高。语文、数学和英语也是有的，但和那些准备参加中考的学子相比，要简单得多。而初职校的同学们，和他的学业水平相差无几。这个时候，他的学业部分就基本上能跟得上了。以前，初中时代永远在倒数的齐齐，现在偶尔也能排得上名次。比之前在初中时候，这反而让他学习更加努力了。

　　除了本专业的中、西式面点之外，还有很多辅修课程，主要也是以职业培养为主，如收银、客房服务、餐饮服务等，而茶艺、陶艺、摄影、名家名点（邀请知名餐饮专业人士教授课程）……则以选修课的形式出现。每年的艺术节、美食节是学校的重头戏。通过自己才艺的表演或是特长的展示，孩子获得了更多的自信，而齐齐也乐在其中。因为通过这些才艺类的比拼，他也获得了几份荣誉证书呢！

作为家委会的成员，我也应邀参加了学校的美食节活动。孩子们按班级，在老师和专业人员的帮助下，相互竞赛，制作菜肴和点心，并精心配菜和摆盘，由老师和嘉宾进行投票。这是美食节上最为激动人心的保留节目！每一件菜点都仿似艺术品，堪比米其林。每一个孩子都积极参与其中，切配的、制作的、烹饪的、服务的、摄影的……还有拉票的，在这场竞赛中，每个人都其乐融融。

当然，教学重点的安排都是以本专业为主。作为烘焙专业的主课，齐齐一年级学习的是中式点心，教的都是制作各类饺子、包子（馒头、肉包、小笼包等）、酥类（蟹壳黄、椒盐酥等）、饼类（鲜肉月饼、黄桥烧饼等）……二年级主要学习西式点心，曲奇、蛋糕、果冻、面包、塔派等。

主课之余，就是辅修与选修课程了。齐齐在一年级的时候选修了客房服务、陶艺和商品；二年级则选修了茶艺和摄影。在结束了两年学校学习之后，齐齐一共拿到了五本初级职业证书，分别是中式点心师、西式点心师、收银员、茶艺师和客房服务。这些都是由国家人力资源和社会保障部统一颁发的职业资格证书，必须通过职业技能鉴定中心的统一考试才能获得，有理论也有操作。

为了让齐齐能够更好地学习与顺利通过考试。家里也为他购买了很多点心制作的器材，帮助他回家之后进行练习。什么高筋粉、

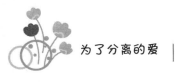

低筋粉、擀面杖、黄油、糖粉、酵母粉、烤箱等，总之，他提出来的，我都尽量满足。

理论的考试多数都以机械的背诵为主，对于自闭儿来说，倒并不是什么难题，只要花一点时间记忆就可以。

而操作的部分，并不简单。以西式点心为例，考试时间总共为一个半小时，要完成饼干、蛋糕、塔派、面包和果冻五个产品。根据齐齐的口述，先从果冻开始，水、糖和果汁搅拌后，放进冰箱。接着制作饼干，黄油、鸡蛋、糖粉搓松，放面粉，做出形状，然后进烤箱。再做面包，将面粉放在机器里打成面团，然后把面团做出面包的形状去醒发，醒发后再刷上蛋液，进烤箱烤制。同时还要做蛋糕。蛋糕分两种：油蛋糕和清蛋糕。油蛋糕是把黄油、蛋液等用手搓松；而清蛋糕则是将蛋糕添加剂、糖、蛋放入机器里，倒入面粉搅拌。完成后再把蛋糕原料裱在纸杯里，进烤箱。塔派则要先搓松黄油、拌好面粉等，将面团放进模具里先烤一下；然后要烧料，根据题目，做出柠檬或栗子、奶黄、花生等馅料，最后把焰料放进烤好的模具里再烤制一下。总之，在考试结束前，必须把这五个品类全部完成，放在考官面前。而且要看得出来，面包是面包，蛋糕是蛋糕。这样，才能拿到基本的合格分。

"齐齐的智力和动手能力并不强，而他最大的优点就是能够将每一个步骤都做到，一步不差。"年轻的班主任婷婷老师是这样评价他的。正是这样的优点，才能够让齐齐最终顺利通过职业考试，并拿到证书；也正是这样的优点，才让他能够发挥自己最大的能力极限，获得工作的机会。

齐齐能否最终找到工作，那个时候，我心里也是非常忐忑的。根据以往他们学校的经验，有一部分学生是可以在第三年找到合适的单位进行实习。与他们合作的也有一些高级的酒店和餐厅，其次是食品厂或超市，而那些能力不太好的孩子则只能回到原来中学的食堂帮忙。根据齐齐的能力情况，想要进入酒店或餐厅是不太可能的，我也不希望齐齐被退回到学校食堂帮工。所以，相比较而言，食品厂和超市是比较合适的选择。

在经过一系列严格的消毒之后，穿着食品厂提供的一次性服装，我终于来到了一家航空公司食品厂进行参观。而这家食品厂之前也和学校方面有过几年的合作，接受了一些学生在这里实习和工作。现在，我要亲自去了解一下，齐齐是否适合食品厂的工作呢？

这是一家颇具规模的航空食品厂，提供了众多航空公司的餐食，既有头等舱的高级餐饮，也有经济舱的快餐小食。而从初职校毕业的学生，也根据能力情况被分在不同的岗位。

根据厂方的反馈，比较紧缺的还是在厨房烧大锅菜的厨师，而那也是最需要技术的。而绝大部分学生，则是被分配在切配和包装。根据不同舱位和航空公司的要求，将蔬菜或水果清洗干净，然后切成相同的形状，放进一次性餐盒中，这是制作蔬菜色拉盒或水果盒的。而头等舱的餐饮，是要根据厨师长的设计照片，把各类牛排、明虾、色拉、配菜等，摆出不同的造型，再包上保鲜膜。而最简单的工作，就是流水线上摆放经济舱的食品盒，一个人将纸盒打开成

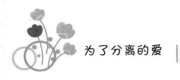

形，一个放入酸奶、一个放入面包、一个放入小食……最后一个把纸盒盖上，贴上标签。

简单且机械的工作内容，倒是符合自闭症孩子的特点。虽然工作有些枯燥，我倒是觉得可以让齐齐来试一下。

而另一个选择则是某超市，这也是一个和学校合作过的企业。在第二年的实训学习中，齐齐和几个同学来到了某超市长宁店。实训学习一共有 3 天，由学校实训处的老师带领，跟着超市的师傅们体验了制作点心、理货等工作。班主任老师将实训的小视频发给我看时，很明显，齐齐在 3 天的实训中也是很快乐的。"师傅辛苦了！"在结束的时候，齐齐还不忘感谢超市带课的师傅。

不管是去食品厂或是超市，我想说，能够让他出来工作，总是要比待在家里好吧！

到了二年级下的时候，学校安排了一系列的课程内容，以帮助孩子们制作个人简历，以及如何参加企业实习工作的面试。学校里传来了消息，说是食品厂不再需要人手。相比较而言，超市或许是更好的选择，因为毕竟在超市里有更多的机会，与人接触。但现在少了一个机会，总还是有些让人不安。

齐齐每天都在家里练习如何向面试的老师介绍自己。而学校的老师们，也给了他很多的帮助，并极力向超市的人事部推荐了齐齐。最终，齐齐如愿进入了该超市环球港店，开始了为期一年的实习工作，迈出了走向社会的第一步。

第二节 道路不平坦，仍要向前进

　　齐齐被安排在超市的烘焙间里工作，作为学徒工，他的主要任务就是清理和打扫。虽然，他已经学会了制作简单的烘焙技能，但当这要成为一项职业的时候，对他却是不容易的。首先，他做出来的点心大大小小，无法统一分量；其次，他做出来的产品形状都算不上美观。简单来说，就是手笨。所以，也只能干一些粗活。

　　即使如此，我还是鼓励他去工作。因为我相信，对于自闭儿而言，这样规律的生活，以及不间断的工作任务，一是能够保证之前学习的技能，不会随着时间而退化；二是在与社会不断的融合中，能够让他学会独立成长及更多的社交技巧；三是工作能够让他对自我的价值有着更多的肯定。

　　一年的实习期很快就过去了。去掉返校、寒假、暑假等，实际上实习生的工作也不过就是八九个月的时间。虽然齐齐的动手能力不强，但是他比较听话、没有情绪上的问题，所以，一年之后，齐齐顺利地和公司签订了劳动合同，成为一名正式的员工。

　　实习生和正式员工还是有很明显差异的。实习生的管理还是以

133

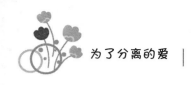
学校为主，老师在企业之间做了很多沟通的工作，对学生的保护更为多一些。同时，在工作上，也是学习与工作参半，也有师傅进行带教。而成为一名超市的正式员工，就更为职业化。这个时候，不仅要完成自己的工作任务，所有与领导、同事之间的沟通，就要完全依靠自己了。

正式工作了几个月，齐齐突然回到家中，告诉我：

"我要辞职！"

"为什么？"我很紧张，好不容易得来的工作机会，可不能就这样黄了。"干得好好的，为什么想要辞职呢？"不管如何，我必须要听听他的想法究竟是什么。

"我和我们领导理念不合！"

"什么？"

"我把新鲜的面包放上去。可是领导把我放上去的面包拿下来，把快过期的面包放上去了……这样不行的，那些到超市买面包的阿姨们要投诉的……"

说了半天，我终于明白是怎么一回事情了。在烘焙间里的工作，除了完成后台的制作、清理等，也需要去摆放排面（即把制作好的点心放在货架上供顾客选取）以及做一些超市的促销活动。

齐齐经常和那些来超市购买打折产品的阿姨们聊天，知道她们喜欢新鲜又便宜的产品。而领导的做法让他不能理解，明明有新鲜的面包，为什么要把临期的放上去呢？

对于一个普通人而言，这是一个显而易见的道理。可是，对于单纯而耿直的自闭症人士却完全无法理解。

所以，我又必须和他促膝谈心了。"你看，如果阿姨们把新鲜的面包都买走了，那么，这些临期的面包就没有人要了。那么，临期就会变成过期，超市就会有损失。"

"哦？"他似乎还是不明白。

"领导现在这样做，让阿姨们先把临期的面包买走了。那么，明天、下次，就可以把新鲜的面包再放上去，这样就可以减少超市的损失了……"

"可是、可是……这些阿姨们会不高兴的，还会投诉的。"原来，齐齐也有迫于人情压力的时候呀！似乎在某些方面也有点开窍了！

"理念事件"没过去几个月，超市方面有了一个重大的调整。因为超市的经营一直处于亏本状态；而现在年轻人的购买方式更青睐于专业面包房的产品，除了那些买打折产品的阿姨，超市的自制西点几乎没有销路。所以，超市方面将自制的烘焙间关闭了，而烘焙间的员工则开始了转岗工作。

而齐齐则转岗去了商管科。这项工作主要是与货品打交道，仓库的管理、货品的盘点、排面的整理与摆放等，有时候也要做一些网上订单的配货工作。这样的转变，对于齐齐来说，倒是没有任何的障碍。在家的时候，我也一直安慰他，"没事的，服从领导安排就好了。"

超市的工作地点非常好，交通很方便，离家也不远，工作的内容也是齐齐可以胜任的。我总是以为，超市的工作至少可以让齐齐

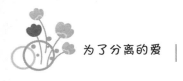

安稳好几年。可是，你要知道，人算不如天算，很多时候，市场的规律是你无法预期的。

超市的亏损一直在持续。而直接负责齐齐科室的领导跳槽去了别的公司，新上任的领导马上就是"三把火"。而对于适应与社交能力不强的齐齐，可就出问题了。新来的领导总是催促与指责，这个活没干活，那个活没干好。对于普通的员工来说，经营的状况与领导的更换自然会带来更为严格的管理，私底下唠叨几句也就完事了。

可是，我们的自闭症人士却不这样。齐齐觉得，他以前也是这样做的，现在也是这样做的，为什么领导总是不满意呢？于是乎，他理直气壮地告诉领导："我做完了，我做好了，我没问题了！"顶撞完领导，他就回家了。

还好，当他发完这通情绪之后，还是将事情告诉了我。

"妈妈，我今天和我的领导发了脾气，我该怎么办呢？"

"首先，不管你做的对或不对，向领导要态度就是不对的。"我和他娓娓道来，"现在的领导和以前的领导不一样，你就要以现在的工作要求为准。你想一想，你一定有哪些方面做得还不够好，所以领导就指出你的缺点了。"

"嗯嗯嗯……"还好，齐齐还是很能够进行自我分析的。

"你明天自己和你领导道个歉吧！"

第二天，他又恢复笑嘻嘻的原样了。"妈妈，没事了，我今天和我领导道歉了，他也原谅我了，说没事，以后注意就可以了。"

当然，之后的工作上，齐齐被骂肯定还是少不了的。确实，我偷偷看了一下他们工作的聊天群，被骂的员工也并非齐齐一个。这让我心里倒也是安慰了不少。

但是，即使被骂，有时候个人还是抵抗不了大环境的转变。超市开始大规模裁员，只要是合同到期的员工，就不再续签了。而不久又有风声传来，这家超市可能会关店。

我心里变得焦虑了，如果齐齐被辞退，他应该到哪里去工作呢？这个时候，齐齐反而比我更有主意。

"妈妈，我的梦想是去×××工作，我一定要去×××工作。"他这样大声告诉我。

齐齐有一张×××乐园的年卡，每个休息天，他都会乘坐11号线一个人前去游玩。缺少朋友的齐齐，似乎爱上了那个童话世界，和那些童话人物交上了朋友。

2020年9月，齐齐在超市的合同期满了，果不其然，他也在裁员潮中被工作了两年的超市辞退了。我并没有把孩子的梦想放在心上，开始为他满世界找工作。正巧那个时候快过中秋节了，我把齐齐塞到一个朋友的食品厂帮忙，做月饼盒子。可是，没几天，月饼盒子的活儿干完之后，他又回到家中，没有事情可以做了。

齐齐开始在网上投简历。他找到了乐园的招聘网站，发现有一个"残疾人招聘"的项目。可是，投了两次，网站都回复"您不符合我们的招聘要求。"

"我想要应聘乐园主人，我觉得我非常符合。"齐齐告诉我，"我明天自己去乐园找一找。"反正他有年卡，又闲在家中，随时随地可

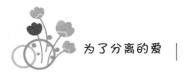

以乐园游。

连续去了两天，齐齐问了很多乐园的工作人员，终于找到了"演职人员招聘中心"。说明完自己的情况，并约好了国庆节之后第一个工作日的面试时间。

我甚至惊叹齐齐的能力，没有想到一个自闭症的孩子也可以这样为了自己的梦想而努力。国庆节期间，我开始教他面试的话术。

"我曾经被诊断为自闭症，可是我的妈妈从小就开始训练我了……我以前也在超市工作过，能够自己上下班，也能够完成领导交给我的任务……"齐齐也用心地背诵。

面试结束，我第一时间打电话给齐齐，问他感觉如何？

"我感觉很好，"齐齐说，"他的问题我都回答出来了。可是，妈妈，你教我的话我一句也没用上……"

"那么，他们是不是会要你去上班呢？"

"这个我不能确定，因为面试的人说，要看看有没有适合我的职位。"

过了没几天，我接到了来自人事部门的电话，鉴于齐齐的情况，询问我是否能够接受两个条件：一是因为齐齐的自闭症，他只能被安排到中央厨房工作，不能从事前场面对游客的工作；二是因为厨房的工作可能会涉及早班和中班的换班，是否能够适应。

我丝毫没有犹豫便答应下来了。虽然，这和齐齐所想的乐园主人还是稍有差距，但毕竟他又有了新的工作。

作为齐齐的监护人，我被要求到演职人员招聘中心做齐齐入职前的谈话。将入职的细节与一些注意事项沟通完毕之后，那位年轻漂亮的人事小姐看着略有焦虑的我，倒是安慰说："放心吧，我们有100多位残疾工作人员，相信你的孩子一定可以适应的，大家也会帮助他的。"

无论如何，齐齐的梦想终于实现了。但最重要的现实与挑战又放在我和齐齐的面前。因为乐园距离家50多公里。如果想要在乐园工作，那么只有一个选择，就是齐齐必须要住员工宿舍。

"妈妈，我完全可以的。"齐齐非常肯定地告诉我。

作为一个自闭症孩子的母亲，我们最大的梦想，便是孩子能够有一个独立的普通人生活。既然有这样的一个机会，我们都需要去尝试一下。即使不成功，大不了我们再退回来从头开始。我心里这样想着，便开始为孩子张罗他日常所需要的物资了。

终于到了齐齐入职的那一天了。作为监护人，我也必须在那一大堆的合约与说明上一一签字。办完了一系列烦琐的入职手续之后，我将齐齐送到了演职人员生活区。可是，保安不让我进门。"现在是疫情期间，家属和来访者不得进入。"

可我又怎么会放心，"我是他的妈妈，我的孩子是残障人士，今天第一天来，我必须进去。"保安只得向上级请示，我才被允许进入员工生活区。

生活区是由原来一所大学学生宿舍改建的，设施什么的也还是很齐全。四个人一间带沐浴房的房间，下面是写字台，上面是床铺。也有员工食堂、洗衣房以及员工的小型会客厅及简单的厨房烹饪用

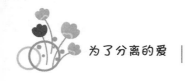

具等。前台有 24 小时值班人员，帮忙办理各项事务。

突然我就泪目了，以前总想着，孩子如果能独立，就是走向了胜利。而这一刻就这样实现了，而我却惆怅起来，变得患得患失，说不清楚是高兴，还是难过，或是担心……这老母亲的心哪！

儿子倒是显得很轻松，"妈妈，你回家吧。我真的一个人可以的，放心吧。"他一再催促我。

路上的行道树变得模糊……我一边开车，一边流泪。"儿行千里母担忧"是人生常见的情绪。对于一个从小被医生诊断为"终生生活无法自理"的孩子而言，可能这一生永远都不会离开父母独立生活。而我们之前全身心投入的努力，终于将这一天从梦想变为现实，作为母亲的我，却说不清楚是喜悦，还是担忧，还是失落……

在网络上发布了自己的心情，很多家长和朋友们都来宽慰我，祝福齐齐，让我放心，相信孩子一定可以。

"我昨天帮你们办的入住，记得吗？今天竟然刷到你了。"社交平台上的这条留言进入了我的视野。

"谢谢，以后请多关照！"我回复。

"嗯嗯，昨天网络什么的，他都是自己办理的。"

看到这样的回复，我才变得稍微安心了。

之后的日子，变得飞快，工作虽然也有小小曲折，比如说要参加岗前的体检、培养、考核等，但总的来说，都是比较顺利的。齐齐对工作倾入了极大的热情。

过了一段日子，他休息的时候回到家，我问他工作具体情况。

"不能拍照，"他一口拒绝，"为了保持乐园的神奇性。"

"那你在厨房里做什么工作呢？"

"有时候洗菜，都是机器洗的；有时候刻胡萝卜，刻成吉祥物的头。"

"刻胡萝卜有技术含量吗？"

"没什么技术含量，"他回答得也很实在，"有一个模子的，刻起来很方便，很快。"

有时候，他会拿一些乐园里菜肴的照片，告诉我，哪个胡萝卜有可能是他刻的。

而在生活上，他也逐渐更具有独立性。没有多久，他就学会了自己替换宿舍里的床上用品，也知道如何安排自己一天的饮食，根据自己的喜好，选择食堂或外卖，有时候就自己去小饭店就餐，自己补充牛奶和水果。

休息天，他会回家吃妈妈做的菜；也会积极参加工会的各项活动，比如说外出游玩或讲座等；他也努力贡献自己的公益力量，作为志愿者，慰问辅读学校的自闭症孩子，参加"赞颂地球环保市场"公益活动等；当然，他也会很好地利用自己的员工优待，在乐园快乐地过上一天。

在参加志愿者服务和一家自闭症康复机构的联谊活动后，他就去问了负责公益活动的职员。"我们能不能和我妈妈的星宝上学结对搞公益活动，关心那里的自闭症孩子呢？"

在他的几次努力之下，乐园的 CSR 终于联系上了我。经过一系

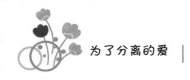

列的沟通、递交材料、审核等流程之后，乐园终于将我们上海的机构作为支持单位，首先为孩子们提供一定量的免费乐园门票，之后再根据具体情况进一步商议各类公益活动。齐齐功不可没！

　　我不知道，这份工作齐齐能够做多久，但是我看到的是孩子在这个工作中获得的快乐与成就感。我们也无法估量，一个自闭症孩子的潜力以及为实现自己梦想而能够付出的努力。

第三节　我们在摸索的路上

多数的自闭症孩子，并没有齐齐这般幸运。所有成功故事，并非能够照搬照抄。有时候，影响人生的因素太多太多。对于自闭症孩子而言，他本身的潜能，父母的理念，训练的方向，康复的坚持，家庭的支持，有没有遇到好的学校和老师，未来方向的选择……这里面有太多的不确定性。

遇到过很多小年龄的自闭症孩子家长，会很详细询问我齐齐当年的情况，然后对比自己的孩子，以此来判断自己孩子的预后。齐齐的经历只能借鉴，没有可比性，他也一定不是在这群孩子当中发展得最好的。孩子始终在成长过程中，家长们只要尽力而为，天时地利人和，齐齐的条件并非你目前都可以具备，当然也许你现在的条件比齐齐当年更好，孩子未来发展也会更佳。

在我可以看到的现状中，很多孩子在结束辅读学校的义务教育之后，便回到家中，没有地方可以去。家长可能要雇一位家政人员来看护自己的小孩，或者是自己放弃工作在家里陪护自闭症孩子。

2021 年 7 月第一批进入特殊教育职业高中的孩子正式毕业，其

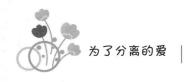
中那些原来能够在普通学校随班就读的孩子相对比较容易找到工作，而那些从辅读学校毕业进入职校的孩子绝大多数都面临着没有地方实习，也找不到工作的局面。

儿子所在的 ×× 初职校就是一个比较典型的例子。他们学校招生的规模算是很大了。除了自身接收普通学校随班就读的部分孩子进入"初职班"学习之外，根据区教委的要求，他们还承接了 ×× 职业学校特殊教育职业高中的教学任务，接收的对象以区辅读学校，即 ×× 学校的学生为主。什么意思呢？就是这些孩子的学籍是在 ×× 职业学校特殊教育职业高中，但实际上课学习都在 ×× 初职校，在他们学校被称为"中职班"。

儿子在 ×× 初职校毕业之后，我受学校邀请担任自闭症方面的专家顾问。校长和老师都为这些"中职班"孩子去哪里实习而苦恼，因为没有一个单位愿意接受这些孩子去实习。

好不容易，通过朋友的朋友，有一家公司反馈说，愿意试试接受一个这样的孩子去实习。那位美丽的对接职员，和我的沟通非常顺畅，而且非常热情，充满真诚想要帮助这些"星星的孩子"。于是，我邀请她到学校实地了解孩子们的情况。

学校安排了在中职班里程度比较好的孩子，能够说话，也能听指令。在嘉宾到来的时候，也能够根据老师的要求唱唱跳跳。可是，还是把那位美丽的对接职员吓了一跳。最后，对方的结论是，目前还没有办法开展这样的项目，因为他们不知道如何去和这些孩子共事，他们并没有做好准备。

这样的挫折其实也很平常。我和学校都没有气馁。我又前后带了一些企业家和各类组织去学校探访，而学校也尝试开拓其他的业务，如把一些简单手工活带进学校，由孩子完成。

在这样来来回回的沟通中，我发现，企业的担忧也不无道理。他们不了解这些孩子的特性，一旦孩子出现情绪行为问题，是他们无法应对的。而且，对于用人单位，更多担心的是安全问题，即这个孩子本身在单位工作时候的安全，企业是没有任何经验与保障的。

要让自闭症孩子最终能够融入社会，需要孩子自身能力建设、政策完善的同时，也需要企业用人单位、社会大众对于大龄自闭症孩子的了解。如果自闭症人士的就业直接进入商业化或市场化的运作，不管是对于大龄自闭症孩子，还是企业用人单位都不可能一下子适应。这就需要有更多的机会，让更多的人来实地了解自闭症孩子的工作以及日常的状况。

一次机缘巧合，我突然看到普陀区党群服务中心一楼有个咖啡吧闲置，无人经营。了解之下，原来区党群服务中心由于缺少人流量，所以咖啡吧无法依靠经营生存。

但是，我反而觉得不繁重的工作量，倒是可以让我们的大龄自闭症儿童在这样的情况下获得接触大众、工作实践的机会。在普陀区政府、区党群服务中心、区新联会，以及一众爱心企业，e-Buy信息科技、谦华餐饮、上海青创、普陀区女律联等，以及上海市人口福利基金会的支持下，我们的星联·心爱心咖啡吧顺利开张了！

咖啡吧的经营主要是为党群服务中心的会议或公益活动提供咖

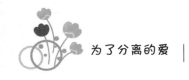

啡茶点的配套。每个周二是孩子们固定的实习时间，作为 × × 初职校实训基地，孩子会在老师的带领下，来到咖啡吧，跟着师傅一起学习制作点心或学习如何招呼顾客，为顾客提供服务。

而只要咖啡吧有预约的会议或活动，就会有三四个孩子身着统一的服务员围兜来现场为大家服务。

"老师，您好，请在这里扫二维码签到。"

待与会人员扫好二维码后，"老师，参加会议请朝里走。"负责签到的孩子微微弯腰，做出一个"请"的手势，指引入座。

"老师，请问您是需要咖啡还是红茶？"紧跟其上的是负责咖啡服务的孩子，"咖啡。好的，请稍等。"

孩子会来到吧台，告诉吧台工作的孩子制作相应的饮品。饮料出品，再端上饮料杯，"老师，这是你要的咖啡，请慢用。"

我就是这几句简单台词的设计者。家长们会在家中先让孩子们进行练习，再由我们机构和学校的老师带领孩子们在实地演练。最后，才进入实践阶段。当然，很多时候，孩子们还是会记得前句忘记了后句，或是做了这个忘了那个。而我们的顾客们都是报以理解与微笑。

说实话，这个爱心咖啡吧绝对谈不上给孩子们提供真正的"工作"。在这个平台上，能做到的是让孩子们有一个真实的"职业体验"。而那些顾客们通过这样的方式，更多地了解自闭症人士的常态，并对此进行理解。

我知道，自闭症孩子真正进入"工作"，爱心咖啡吧所做的只是杯水车薪。但是，不管如何，"先做起来"聊胜于无，即便是添一块砖，加一块瓦，也是高楼大厦的基础。

与此同时，也有越来越多的爱心人士加入帮助大龄自闭症孩子实习与就业的队伍中来。不断有爱心咖啡馆、爱心烘焙、爱心面馆以及心智障碍家庭互助组织在上海、在全国各地成立，很多自闭症及心智障碍的大龄孩子获得了一些技能培训、工作实习的机会，也有极少部分的孩子最后获得了宝贵的工作机会。当然，这中间绝大多数还是以公益形式出现，既不稳定也不长期。但是，不断的摸索与实践，我们终于在大龄自闭症孩子实习与就业的一无所有中开始了万里长征的第一步。

 本章建议：

1. 家长们要根据孩子的实际情况为孩子选择未来的道路，特别是要重视"职业转衔"的培训。未来获得工作，才是融入社会最重要的一环。

2. 自闭症孩子并非没有自己的想法与追求，家长们要尽力帮助孩子一起实现梦想，实现真正的生活"自立"。

3. 不管前途如何坎坷，我们还是要带着孩子们一起探索和实践，找到孩子未来成年后的出路。同时，要获得更多社会大众的了解与理解，让孩子们有更多的机会融入社会。哪怕只是一些简单交流与融合的机会，也是好的。

第七章
就算没有一个朋友，也能过得好

社交，是自闭症孩子的核心障碍，无数的老师、家长及机构都推崇自闭症孩子的训练一定要以"社交"为重点。用一句时髦的话来说，似乎自闭症孩子的训练不以"社交"为目的，就是"耍流氓"。但是，实践告诉我，绝大多数自闭症孩子的成长过程，无法以"社交"为核心。

第一节　社交的核心在于"用"

　　星宝上学的每个中心都设有专门给家长休息的区域，休息区的标配是一个大的电子屏幕，以便于家长可以实时看到孩子们在课堂上的学习表现。等到下课的时间一到，孩子便如小鸟般飞出。休息区便夹杂着老师与家长交流的谈话声，小朋友的嬉闹声……变得格外热闹。

　　年龄相仿或能力相当的孩子家长们，会在休息室里让孩子们开始"社交"起来。

　　"牛牛，过来，这是西西。快和西西握握手……拥抱一下……"

　　小朋友怯懦地看着对面的孩子，虽然在一个课堂上上课，却并不熟悉。语言也是含糊，"西西……握握手，抱一抱……"听话的小朋友，就开始按照家长的指令做起相应的动作。

　　而调皮的孩子却在休息区上蹿下跳起来，根本不理会家长的指令。家长们还会硬拖拽着孩子过来，甚至把他的小脸掰过来，"看看，这是西西，这是你的同学。"

　　不管是能跟着做的还是乱窜的孩子，在这样的社交仪式上不是

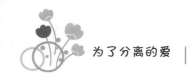

显得茫然就是根本心不在焉。因为对于他们来说，打个招呼、握个手、拥抱一下，似乎没有任何的意义。

等到走出中心大门，乘电梯下楼或是回到小区，遇到熟悉的人或邻居，家长们便又开始起了一番操作。

"牛牛，叫阿姨""叫姐姐""叫爷爷""眼睛看着叫"……

小朋友不得不跟着家长的指挥棒，不停地转，和这个打招呼，和那个行礼……练过了几天，家长们的要求又增加了一层。"这个……应该叫什么？""不对，不是爷爷，要叫叔叔。"小朋友如果喊对了，就会大大表扬一记。"对，真棒！"有时候，小朋友们跟着随意地打完招呼，家长还要继续要求，"眼睛呢？眼睛要看着说。"小朋友才不得不用余光瞟一下对方，算是完成了任务。

家长们来到我的办公室，也有许多关于打招呼的疑问。"陈老师，我家孩子吧，在电梯里，让他喊爷爷，他就是不肯叫。但是让他喊姐姐，他就能叫。这是为什么呢？"

对于这样的问题，我往往会显得"力不从心"，不知道应该由何说起。而家长们却总喜欢抓住这样的问题不肯放手。原因其实也是很显而易见的。因为"自闭症"的核心障碍就在于社交，家长们自然地以为，如果孩子要能"好"，自然是要把这个核心障碍给解决了。

而因为这样的需求，很多的机构也开设了不少的所谓与"社交"相关的课程及方法，似乎一个自闭症康复机构的最终目标不围绕"社交"，你就是在骗钱。

　　而在这些集体课、融合课、社交课、游戏课等林林总总的大课和小课上，孩子们的表现如何呢？褒贬不一。

　　总结下来，我们就会发现：那些感觉效果比较好的，往往是有一些理解能力，能进行简单语言沟通的孩子；而那些语言能力较弱或是表达和理解都不太足够的孩子，则并没有起到好的效果。

　　而语言表达更丰富或各项能力更强一些的孩子的家长们，有些还会对于这样的课程不屑一顾，总觉得都是相同问题的孩子在一起社交，并没有起到太好的作用，进入普通学校或幼儿园进行融合，才是进入"社交"的"顶配"。甚至是不管孩子能力如何，即使孩子不会说话或只会发几个简单的音，家长们总是想要带孩子去普通的环境中感受一下。仿佛孩子们进了普通教育的大门，社交自然就会变得好一些。"让他去感受一下，总是好的。"这种说法，似乎是很多自闭症孩子家长的心声。

　　我们家长眼里以为的"社交"，就是要让孩子和别人去说话，去交流，去玩耍。似乎孩子们越能主动地和别人说话、游戏，这个孩子的社交就越好。

　　我往往会反问家长一句，"一个普通三四岁的孩子，真的是看到谁都会打招呼的吗？一个孩子看到谁都自来熟，万一遇到心怀叵测的人，难道就没有危险吗？"

　　我们的家长们都在期待自己的孩子善于社交、热情外向、语言表达流利，而孩子真正的社交是如何发展的呢？孩子并非一生下来就是为了来社交的，即使是和同龄人的游戏也是逐步学会的。

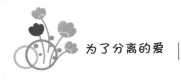

0—2岁非社交游戏阶段。这个阶段孩子表现为没有什么目的性的旁观，或者是单独玩，即便和同龄的同伴在一起，通常也是各自玩各自的。到了2岁左右，才会对同伴的行为感兴趣，观察别人是怎么玩的。

2—3岁平行游戏阶段。这个阶段孩子只是看着别人的游戏，或者玩和别人类似的玩具，但同伴之间互不影响。这个阶段的孩子已经开始关心同伴了，但还不会真正的合作游戏。

3—4岁联合游戏阶段。这个阶段孩子表现还是以各自玩为主，但是孩子们会交换玩具，或者评论对方，有一定的互动。有时候他们可能会互相帮助完成一定的目标。但这并不是每次都发生的，有时候他们也只会专注于自己玩。

4—6岁合作游戏阶段。这个阶段孩子才会开始更多和更为高级的互动，儿童在活动中能指定一个共同的目标，比如表演某个主题的假装游戏。在游戏过程中，孩子们可以遵守一定的游戏规则。

所以，孩子们的社交能力并非天生具备，而是和动作能力发展和认知水平发展有着密不可分的联系。所有发展都相辅相成的，并没有孰轻孰重的区别。

而且，即使单独从社交的角度来说，社交并非就是要不停地与别人进行沟通与交流，也并非话说得越多就越好。

对于我们的自闭症孩子而言，显而易见我们的终极问题确实在于"社交"。在所有的谱系孩子之中，即使是认知水平最高的阿斯伯格症孩子，最终也常是以社交问题而败北。但是，相比较那些认知水平不足，语言表达、理解能力都不足的孩子们而言，那些认知和智力水平越高的孩子，未来融入社会的机会和可能就会越大。

若自闭症孩子的社交是一种"缺陷"，无法彻底改变，那么在孩子成长的过程中，何必要放弃大量认知学习和智慧成长的时间，去攻克无法逾越的鸿沟呢？不如踏踏实实地去教孩子说话、表达、理解、生活规则……让孩子能够将进行沟通的基础能力练习得更好。

每周五晚上七点到九点，我会固定直播。"星妈陈婕"的账号上线两三年，也并没有太多的粉丝，只是集中了很多"星宝"的家长们。在这个时间段，我会在线上回答家长们在训练自己孩子的过程中出现的各类问题或疑惑。

自始至终，对于自己的定位，我觉得自己只是一个从业近 20 年的专业人员，以及一个有经验的资深家长。虽然我的观点和很多的家长或机构不同，但是我不喜欢强迫其他家长去接受我的观点。我常在直播间说的一句话就是，"如果你觉得陈老师讲得对，你就听听；如果你认为陈老师讲得不对，你也可以不听。"毕竟，家长都是成年人，要去改变一个成年人的认知是一件非常困难的事情。但总有一些人能听懂你在讲什么，对你的观点表示赞同，并身体力行的。

因为有这近 20 年家长和专业人员的经验，家长们在选择机构或学校的时候，常常想来听听我的建议，特别是在要上幼儿园或小学的问题上。

"陈老师，我的孩子 5 岁了，训练 1 年多，能有简单语言了，现在能不能去幼儿园？"

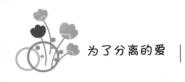

"陈老师，孩子都6岁半了，我打算晚两年给他上学，现在是不是去个幼儿园对他有好处？"

"陈老师，我孩子原来不会说话，现在开始说话了，有几个音了，也能听简单指令了，是不是要找个幼儿园，给他个环境感受感受？"

"陈老师，我孩子到下半年9月就到小学年龄了，但我感觉他和同龄孩子还是有差距，现在还有3个月，我应该从哪方面训练他呢？上小学了，我是不是要找个陪读呢？"

……

类似这样的问题，几乎每次直播都会碰到。通常我会就孩子目前的能力情况来分析孩子去普通幼儿园或学校会面临的困难是什么，在幼儿园或求学阶段的孩子，进入普通环境并非最终的目的，最后能够实现生活的自理和自立才是终极的目标。有些孩子的能力其实非常之弱，在我看来，去普通的幼儿园根本就是在浪费时间。

家长们的想法并不是这样。"有这个正常的环境对这些缺乏社交的孩子来说总是好的。"这是绝大多数家长的心声。

然而，显而易见的事实是，在普通环境中，由于我们谱系孩子的特质以及能力落后的原因，并没有产生太多和其他孩子的自然的社交。即使是有人陪读，那这个所谓的"社交"也是虚假的，并非真正自发的互动。而因为在这个所谓的"好的环境"上，却浪费了孩子应该提升能力和学习知识的时间。

家长们往往只看到一些表面的现象，以为孩子能"主动"说话了、有"社交"了，能够和普通孩子在一起上学了，就"好"了。

如果"自闭"的特质是无法痊愈的，那么谱系孩子固着的思维方式将会伴随他终身。不同的是，如果孩子的能力足够强，那么最终能够最大限度地融入普通人生活的可能性就会越大。

说了这么多，家长们不禁要问："陈老师，你的意思难道是我们孩子就不需要社交了吗？"

并非如此。不是孩子不需要社交，而是我们目前给孩子做了很多所谓的社交训练，但这些往往是一些"无效社交"。

往往家长们所认为的"社交"要么流于形式，比如说，要主动表达，主动游戏；要么就是过于虚无，类似要交一个好朋友，说知心话等。从马斯洛的需求层次来说，家长们要求的都是上层建筑，而我想要更接地气：只有那些对未来独立生活有用的社交，才是目前我们孩子需要的。而要达成这些"社交"，必须要具备足够的能力，语言、理解、表达、知识等。在谱系孩子的成长过程中，想要达到较高水平的各项能力往往需要花费大量的时间，而这些是比社交形式本身更为重要的基础。当孩子具备一定的能力之后，我们才要给他一些社交的场景与环境，让他能够真正学以致用。

第二节 建立解决问题的系统

印象之中，老一辈的父母似乎从来没有关心过我们所谓的"社交"问题。他们经常叮嘱我们的是：不要贪玩，放学后快点回家，完成功课；休息天不要出去玩，学习才是正道，长大考个好大学，有个好工作。而年少的我们则常常因为和小伙伴们玩到天黑，而被父母奖赏一顿"竹笋烤肉"。

随着年龄增长，在社会上"闯荡"多年的我们，并没有在"交朋友"上花费太多的精力。儿时的玩伴也越走越远，已经变得逐渐陌生。成年的我们，终日为了房子、车子、父母、子女……为了生活而拼命奔波。

对于成年人来说，所谓的"社交"充满"企图心"。为了解决自己遇到的各类生存问题，不得已的应酬和沟通占据了所谓"社交"绝大部分的比例。

演讲的时候，我常常会问家长们，"除了家里的配偶、父母、子女、亲人，以及单位的同事、上级和下级，你还有多少时间去交朋友呢？你现在还剩下几个没有任何利益关系、纯友谊的朋友呢？"30

岁、40岁……很少有人会说，"我还有一堆好兄弟、好姐妹！"

当然，偶尔也有人会说，我还是有几个好朋友的。

即便如此，你也会发现，要么固定的圈子定期聚会的都是曾经的同学或同事，虽有所谓"念旧情"的成分，但真正能够走得近还是因为能够相互帮衬，做一些事情，达到一些目标。这背后同样也是通过人际关系来解决问题或是达到目标。

而另外一些则是因为有着相同的兴趣或是娱乐爱好。一般来说，妈妈们会有一些逛街、购物、化妆的闺蜜；而爸爸们则是倾向于找到打球、打麻将、喝酒的兄弟。当然，也有一些精神层面更为丰富的人们，会寻找到一些"志同道合"的朋友，为了完成一些目标而共同努力，比如说，一起去乡村支教，一起去帮助有困难的人等。

成人的社交与沟通，背后的实质无非是朝向这两个方面：绝大多数是为了解决生存或生活中的各类问题，少部分则是达到精神层面的满足。

但是不管你是不是在意"社交"，多数人不会被社交这个问题所困扰，因为我们更多关心的是我们通过沟通所达到的最后目的。即便像我这样有着严重的"社恐"的人，只要我有足够的解决问题的能力，知道遇到问题去找谁，如何说话寻求帮助，解决我所面临的问题，每一个"社恐"都可以很好地工作与生活。

在我们年少的那个年代，似乎还没有"激娃"和"内卷"这样的概念，父母无非要我们认真读书，"学好数理化，走遍天下都不怕"。但是，能不能读得好，能不能考进大学，基本上还只是凭着父

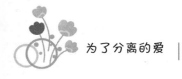

母的基因与个人的努力。

随着经济的发展，少子化时代的到来，竞争越来越激烈，孩子的教育越来越受到家长的重视。各类儿童早教、补习、培训等商业机构充斥着孩子们的童年，几乎每个孩子的业余时间都游走于各类的培训班。父母则生怕孩子会落于人后，所以对孩子的期望也变得越来越高，仅仅"拼学习"已经无法满足父母们"激娃"的欲望，培养各种才艺特长、教育多元化等不同的概念被释放出来。

而近些年来，一个相对于智商（IQ）而言的心理学概念"情商"（EQ）被提出来。情商，即情绪商数，一般指的是人的乐观与悲观，急躁与冷静，大胆与恐惧，沉思与直觉等情绪反应的程度，包括儿童的自我认知、抗挫能力、人际沟通等。甚至有观点认为情商测试是用于预测一个人能否取得成功的有效指标。在成功的诸多主观因素里面，智商（IQ）因素大约占20%，而情商（EQ）则占80%左右。

这样的宣传让很多普通孩子的家长也趋之若鹜。情商的炒作无非是让家长们看到一个可以从非智力因素上获得更强大的解决问题、取得未来成功的办法。但实质上，光靠那些早教或培训机构每周一次或两次的课程其实并不能真正培养孩子所谓的"情商"。情绪、社交和儿童成长、智慧发展、体验经历等密不可分的。而更为重要的是，在儿童成长的过程中，原生家庭给予孩子坚定的"安全感"，父母的教养方式才是帮助孩子未来获得稳定情绪、坚定信心、抵抗挫折最好的良方。

"获得成功"每一个人对其的定义都是不一样的。实际上，多数人未来都能成为独立生活的普通人。外在的差异无非是你从事的工作、经济条件以及生活环境与模式。

不管是什么样的孩子，从教育的角度而言，其原则都是一样的，这里同样包括我们的自闭症孩子以及其他的特殊儿童。

我们带着孩子们做了很多针对自闭症的"治疗"与"康复"，也针对他的核心障碍给予了大量对其社交障碍的补救措施，却从来没有想过，我们要教给他的是如何面对未来生活，去解决各类生活问题的能力与方法，让他努力成为一个"能独立的普通人"，更为直白的说法是"一个带着自闭特质的能够独立的普通人"。

所以，自闭症孩子的成长过程，我们不应该过多去关注"社交"外在的形式与技巧。刻板与重复的行为塑造也只是让孩子们记住了同一情境之下的机械的沟通方式，并没有让孩子能够真正理解与变通。我们不应该把问题归咎于孩子是"自闭"，他的所谓"刻板"让他学不会情境转换。

因为如果家长们一直这样想，那我们将永远也教不会我们的孩子面对生活的问题。

我们的重点要放在解决这个问题所需要的各方面能力上。比如说，我们要教会孩子去餐厅里点餐：

首先，他要有能够与服务员沟通的能力。他要有足够的语言句长，对服务员所说的话能够听得进去，也能说足够长的句子。同时，他也要对服务员所说的话能够理解与应答，每个问题都是他能够明

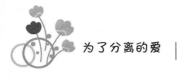

白并回应的。

其次，他要对餐厅点餐用餐这个场景有足够的理解。包括对餐厅的概念、餐厅里工作人员的职责、五花八门菜单的理解，以及作为顾客应该得到什么样的服务的理解。

最后，才是要有很多次的经验，让他熟悉这样点餐就餐的场景。不管是中餐、西餐等，还是小馆子、大饭店等，很多次的体会才会让孩子能够熟练应用。

当然，从开始学习到最后能够独立完成是需要很多时间的，表达、理解的能力提升与真实场景的练习也是可以同时进行的。如果说，我们只注重于所谓的"激发动机"和重复场景练习，而忽略了其背后所需要的能力因素，就会产生所有的应对都是机械式的背诵，而没有真正的实际应用。把理由归咎于孩子"不会泛化"是没有任何益处的，而应该寻找孩子能力不足的点在哪里，并不断加以提升。孩子们对任何事物的掌握也并不是一下子或是集中强化就能学会的，而是有一个循序渐进的过程。即使是普通儿童也是如此，所有的能力并不可能一蹴而就。

在对齐齐进行高强度学习能力提升的同时，我也常常带着他去各类场所，学习如何在真实的场景中与人沟通，并解决自己的各类需求，从出门购物、用餐、娱乐（如看电影、参观、旅游等），一直到乘坐各类公共交通工具（公交车、地铁、飞机、火车、轮船等）。在一次次的经历中，让他能够逐渐真正掌握解决各种问题的能力。

有时候，孩子的表现往往会出乎你的意料。每年7—8月放暑假，齐齐都会到他小学语文老师家里进行补习。当然，我和李老师商量后的决策是：不去追赶他同年级的学业，而是根据他的能力，教会他基本的阅读和理解，以及简单的写作，特别是如何留言、写信、写申请等。这些本领，后来统统都成了他的"实战"能力。

小学毕业之后，鉴于他的学业并没有太多的长进，所以，还坚持在李老师那里补缺补差。不管是在小学还是毕业之后，真心感谢李老师一直以来对齐齐的帮助！

后来，发生了一件小意外（见第三章第三节），齐齐解决问题的能力让我真的感叹，孩子们的能力往往超出了我们的想象。同时，更让我意识到，只有真正具备一定的能力，即使是自闭症孩子，也能很好地去解决面临的问题。

第三节　静待友谊的花开

　　家长们迫不及待带着孩子去和其他小朋友玩游戏，或是找一个影子老师带着孩子在普通学校里社交，仿佛这样就会让我们的孩子离"正常"更近一步。

　　可有时候，我们要做的只是积极备战，静静等待，往往会有意外之喜。

　　齐齐从幼儿园、小学一直到中学，从来都没有过陪读。虽然我不知道他在学校的表现如何，但没陪读却让他有更多的机会与小伙伴们能够更真实地相处。

　　从幼儿园到小学，只有每周六晚上，我会带着他去位于市中心的一个学校里学习绘画，才能看到他和其他小朋友在一起的表现。同为画家的胡雨心教授和他的女儿胡怡闻老师按孩子的年龄和绘画能力分成小班（主要是油画棒、速写等）和大班（水粉画、油画等），并根据孩子们的能力为他们循序渐进地选择合适的绘画材料和内容。在此基础之上，孩子们更是可以通过绘画自由地进行表达。每个孩子完成的作品都大相径庭，各有秋千。这样的教学方式和一般的绘画班很不一样，倒是和我们星宝上学的教学宗旨暗合。孩子们的学习内容和自己的能力相符合，通过老师的引导获得成功的喜悦。又因为绘画的元素有很多，和枯燥的认知学习截然不同，孩子的成就感和获得老师鼓励与表扬的机会就更多。所以，齐齐也非常喜欢这样的学习方式。

课程的中间也有给孩子们休息的时间。刚开始的时候，齐齐只能在我的安排之下上厕所，吃点心休息。后来，慢慢地他和小朋友也熟悉了，就会有几个男孩子带着他一起去操场上疯跑一阵。可是，他总是跑不过别人，不管是年长或是小一点的孩子。有几次，还会气得哭鼻子或是被其他小朋友"告状"。男孩子的推推搡搡，谁又有对错，吃亏了难道不是因为自己的力量不够吗？

随着齐齐年龄渐长，也从幼儿园升到了小学，运动能力的提升，也让他显得更为稳重，奔跑打闹也就不复存在。课间休息的时候，我也很放心他自己安排。

有一次，他还坐在那边整理他的绘画工具，有两个小女生跑到教室，大声喊他名字，他就笑着应声出去了。

我好奇，他干什么去了？

原来，操场上，两队人马摆开阵式在进行踢毽子的比赛，还有好多小朋友和家长在围观。而齐齐正在中央表演呢，女孩子们用激动且羡慕的目光，帮着他齐声数数"3、4、5、6……"而他的表情呢？何尝又不是开心且得意呢？

看到了吗？

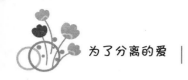

　　并不是我们追着别的孩子社交，而是当我们孩子们的运动能力提升了，理解的能力有了，会玩，懂规则了，和其他孩子玩在一起就是很自然的事情。

　　这一点，也得到了其他家长的印证。

　　拍球、跨拍球、跳绳，对墙丢接两球甚至三球……这些运动不仅提升了孩子们的手眼脚的协调能力，时间和空间的掌控能力，身体的灵巧与稳定，也是孩子们获得和其他孩子一起玩的能力基础。

　　在家长休息时间，经常会有家长来"报喜"。孩子的运动技能在幼儿园、在学校里不仅得到了老师的肯定，同时孩子自己也获得了自信。更为重要的是，吸引了其他小朋友来一起做游戏与玩耍。

　　左左妈妈就曾告诉我这样一件小事。在小区的儿童乐园里，左左有一个很喜欢的小哥哥。可是呢，小哥哥却总是觉得他小，不想和他一起玩。

　　直到有一天，左左学会了跨脚拍球，并在儿童乐园里进行了"表演"。小朋友甚至那个小哥哥也主动来找他玩了。那个小哥哥还告诉左左妈妈，左左好厉害哦，跨脚拍球他也不会，所以呢，他想要和左左一起玩！

　　这便是运动的魅力！运动不仅仅是一种基础的智慧，帮助孩子成长，更为重要的是，运动也是开启社交的钥匙！

　　但是对于自闭症孩子而言，真正意义上的伙伴却并没有那么容易交到！

　　如果说，我没有幻想过齐齐可以交到真正的好朋友，那不是实话。我甚至也期望，他能和我们小时候一样，和小伙伴们一起做功课、一起玩各种游戏、一起作弄新来的小老师，甚至和其他男生一起挑战某个运动项目等。

但是，在对齐齐长年的陪伴、教育之中，我逐渐意识到，自闭症人士的世界确实要比我们简单很多，他们似乎对抽象或感性天生缺乏一种敏感度，也很难去捉摸别人的心思。再加上绝大多数自闭症孩子本身的智力就要比同龄孩子低一些，所以，自闭症孩子没有朋友也是很显而易见的事情。

如同其他自闭症孩子家长一样，我会鼓励齐齐去参加小朋友的集体活动或是聚会。记得小学四年级的时候，曾经有一位善良的小女孩邀请齐齐和同学们一起去参加她的生日聚会。齐齐也欣然应邀，并准备了礼物。记得那时候，他也很开心，回来告诉我说，他们做了游戏，喝了饮料也吃了蛋糕。

我就趁机鼓励他说："等到你过生日的时候，我们也邀请同学们到家里来做客吧？"

"不行。"谁知道，他一口就拒绝了。任凭我做再多的思想工作，甚至我说，我们可以去必胜客或去他们喜欢的游戏场所或餐厅，都被他一一回绝。

而我总是越战越勇，第二年我又提到了这件事情，他就明确告诉我说"太难了！"

"什么太难了呢？"我很是不解。

"要去邀请小朋友太难了，"他说，"我真的做不到。"

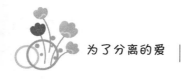
　　好吧！我觉得我不应该勉强他去做他认为办不到的事情。所以，我只能等待。但是，这样的等待显得尤为漫长！因为每年他的生日，我都会问他同样的问题，同样也会遭到他的拒绝。

　　虽然，自闭症孩子很难交到好朋友，但是从成长的角度而言，我们还是可以明显看到他们在集体的环境中，可以实现基本的融入。齐齐便是如此，进入职校之后，因为学校整体学业压力减轻，操作课程和课外活动增加，不管是大集体活动、小队活动，还是和同学们的合作学习，只要这个主题和目标是明显的，他都能够很好地和同学们进行协作。

　　职校二年级的时候，齐齐告诉我周六的时候要出门，说是有小队活动，和同学们一起去人民广场。

　　"老师要我们去寻找'匠心'。"

　　"那什么叫作匠心呢？"

　　"匠心……"显然他是不懂的，"我们到人民广场去找啊！"

　　等到那天回到家，他还气呼呼地朝沙发上一坐，"什么匠心？根本没有。"

　　"那你们干什么了呢？"

　　"我们在人民广场逛了一圈，吃了牛排和意面，就回来了啊！"

　　"那谁请客的呢？"我知道他那天身上没有钱。

　　"同学啊……"他说了一个名字。

　　"那下一次你要记得回请人家哦。"

　　"嗯嗯。"他默默记下了。

　　然后，我就开始吧啦吧啦给他解释什么叫"匠心"，从手工制造业一直聊到特殊教育，以及未来他的人生观、世界观。他是不是真的明白"匠心"？我不能确定。但从那次之后，他和小伙伴们的来往就更为紧密了，也有了和同学们一起结伴游玩的经历。

　　职校毕业后，他就被推荐到超市工作，甚至也有了一两个同事能够一起出去吃个饭，聊个天。换到乐园中央厨房工作，他的同事中有外地的，也有一些是本地人，年纪也有比较大的。本地的同事会邀请一起工作的同事们到家里吃饭什么的。甚至还会送他自家做的糕点。齐齐也会参加吃饭聚会。当然，他也会发个朋友圈，以此来记录一下他的社交活动。

　　终于，有一天他来和我商量事情。

　　"妈妈，我想请我们单位的阿姐们吃个饭。"那些本地的同事，因为年龄的关系，都被他称为阿姐。"你来帮我订好吗，要离单位近一点的。"

　　我自然举双手赞同，甚至开始在他们单位附近寻找合适的场地。但是不久，疫情就开始了，同事们又出现了人事的变动。这件事情就这样被搁置下来。但无论如何，他确实开始明白礼尚往来的道理。

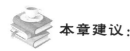 **本章建议：**

　　1. 社交发展与孩子的认知发展密不可分，更是以认知水平的发展为基础，把社交从其他的能力之中剥离出来单独训练并不能取得

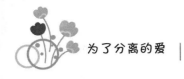

很好的效果，而社交的本质更是在于"有用"。

2. 对于自闭症孩子而言，多数孩子成年之后最大的问题是语言能力、理解能力较弱，导致生活自理水平及其他方面处于落后状态。小龄阶段更是应该把重要精力放在能力的提升上面，建立能够解决各类生活问题的能力。

3. 儿童社交的发展以运动功能发展为基础，自闭症孩子要先学会运动，学会玩耍，才能和普通儿童共同玩游戏。

4. 在养育自闭症孩子的过程中，不应该仅以社交为重点，而是要积极引导、鼓励和等待，相信孩子会在社会融合中找到自己的定位。

第八章

谁的爱情，谁做主

随着孩子们越长越大，第一代被关注的自闭症人士也已经三四十岁了。由于当时的条件有限，大家对自闭症的认知也不足，孩子在早期没有得到充分的康复与训练，而政策扶持也远不及现在，所以，这些人长大后的情况都不太理想，多数还是在家中受到看护或在养护机构生活。只有那些本身程度不严重，父母又长期坚持给予支持的孩子，才偶尔有几个生活基本能够独立的。

　　近20年的时间，不管是公立或是民营，自闭症孩子的早期康复与特殊教育机构如雨后春笋般出现，并且越来越多；而政府也花费大量的财政资金用于自闭症儿童的早期干预上。孩子们的康复成效，还是显而易见的，所以，家长们的期望也就越来越高。

　　很多家长都期待有朝一日，孩子能够真的像普通人一样，有自己的工作，并且还能拥有普通人的爱情与婚姻。这对于自闭症孩子，真的有可能实现吗？

第一节 老婆能"买"吗？

特殊人士娶一个老婆，这样的事情似乎只发生在新闻里。但现实中，有些因为贫困并上了年纪的男性，花上几万块钱，就可以娶到一个贫苦出身的新娘，传宗接代。

这样的故事和身在大城市的人们并没有什么关系，却可以燃爆自闭症康复机构的家长休息室。机构中男娃比例大大高于女宝。那些年轻的妈妈们，自己也只有 20 多岁或是 30 岁出头，看着自己被医生宣布成年生活都需要别人来照顾的男宝们，都已经开始盘算着未来如何能当上奶奶了。当年刚刚改革开放不久，对于荷包渐鼓的都市人来说，区区几万块钱，那是谁都能咬个牙拿出来的。

妈妈们在休息室里高谈阔论，盘算着未来如何给自己的"傻小子"娶个漂亮媳妇，然后生个孩子照顾父亲。甚至是说，妈妈们都已经合计着过个十年八年的，一起组个团去"相亲"。我想，那便是最原始的"团购"吧！而其中，就便有我。

当我和儿童教育学家李钧雷教授（参看《蜗牛牵我去散步》，李教授目前是哈佛大学儿童教育教授）谈起这个想法的时候。这位

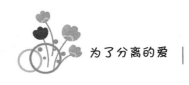

来自美国的专家，瞪大了眼睛，"啊——原来你居然有这样的思想……"他几乎不敢相信，一个国际化大都市的年轻妈妈，居然会有如此愚昧的想法。

那个时候的我，真的不以为然。什么法律？什么道德？为自己孩子将来的幸福，"买"个媳妇又算得了什么呢？

现在回想起来，也未免觉得可笑。虽然20年前，那些一起成长的年轻妈妈们也有认真计划过，但目前看来并没有哪一个真的去"买"了媳妇，不管孩子目前的情况如何，或是已经隐入人群，或还需要他人在生活上完全看护。

谁不希望孩子长大了，能够结婚生子，享受天伦之乐呢？这样的想法，在那些小年龄的自闭症孩子家长身上反而更为强烈些，那些年龄大的自闭症孩子家长，如同我一般对自闭症的了解更为深入一层的，反而会变得理性起来。

随着对外资讯越来越多，很多国外成年自闭症人士恋爱、结婚的案例通过互联网传到了国内，这似乎给黑暗中的家长们带来一丝亮光：

自闭症人士可以结婚吗？当然可以。自闭症人士可以生育吗？当然也可以。只是，对于患有自闭症的人来说，婚姻或者生育也许会给其带来更多的麻烦和困扰，当然，也不尽然，下面讲述的是一名自闭症父亲的故事，看看他的生活发生了哪些变化。

一直以来，成为一名父亲是埃里克梦寐以求的事情。去年，他的女儿在全家人的期待下降生了。而孩子的到来，也让埃里克的生活发生了很大的改变。他会半夜爬起来哄孩子，他为了妻子和女儿可以放弃自己最爱的球赛。埃里克觉得每天早上醒来看到女儿，就是世界上最美妙的感觉。

罗恩今年45岁，早在4年前，他就已经荣升为一名爸爸了，罗恩说，女儿是上帝赐予自己的礼物，他享受自己的孩子，也会无条件地爱她，活泼的女儿也在一直挑战着这位自闭症爸爸，罗恩甚至被迫改掉了自己许多的刻板行为。罗恩会给女儿分享自己因为自闭症而带来的困扰和挑战，讲自闭症给自己带来的成绩，他会带着女儿去进行自闭症演讲。

对埃里克和罗恩来说，自闭症并不仅仅是一种负担。

一、梦想成为一名合格的爸爸

埃里克是在13岁时被诊断出患有自闭症，但他其实很早就知道自己与身边的大多数同龄人有所不同。

对重复的需求和对某些话题的痴迷，经常会给他的生活带来很大的挑战，但又正是这些行为造就了他现在的成就。埃里克非常注重细节，他还拥有惊人的记忆力，这些能力在很多方面都帮助了埃里克。

埃里克毕业于佩斯大学（Pace University），获得了传播学学士学位，目前在一家大型媒体公司工作，事业有成。

成为一名父亲，是埃里克梦寐以求的事情，在他的脑海里，似乎一直以来都有一部专门的摄影录像带，用来专门记录为人父母的

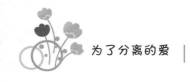

知识。2017 年，埃里克的父亲去世，他的这个想法也愈加强烈。

两年前，埃里克与妻子齐维娅组建了一个幸福美满的家庭，埃里克开始为成为一名合格的父亲做准备，他读了许多婴儿书籍，上一些专门的课程，寻求其他父母的建议。

2019 年 10 月，他们的女儿杰玛在期待下降生了，第一次看到孩子的时候，埃里克觉得自己似乎处于了人生巅峰，孩子的到来也让埃里克对生活拥有了全新的看法。

杰玛出生后，埃里克的生活发生了巨大的变化，他的睡眠时间大大缩减，有时候要半夜抱着孩子度过，埃里克欣然选择依靠喝咖啡赶走自己的睡意。

另外，埃里克是一名狂热的体育爱好者，他非常喜欢看扬基队、尼克斯队、巨人队和游骑兵队的比赛，但是现在，他却不能再随心所欲地观看所有想看的比赛了。埃里克说："因为我知道我的妻子和女儿优先于我最喜欢的球队。"

最重要的是，埃里克觉得自己找到了生活的目标和意义，每天早上醒来，想到要和妻子一起照顾可爱的女儿，埃里克觉得这简直就是世界上最美妙的感觉。

平时，埃里克喜欢带着妻子和女儿每个周末在沙滩上散步，或者参加家庭聚会，和其他家人们一起共度时光，后来因为疫情，这两项活动被迫减少，埃里克最喜欢窝在家里给女儿读书。

对于如何教育女儿，埃里克也有自己的想法，他觉得把家庭传统观念教给孩子非常重要，另外，教女儿如何做人，以及尊重他人也非常重要。

尽管女儿刚刚两岁，但埃里克一直都不忌于向女儿谈论自己的自闭症。埃里克说："我以后会和我的女儿谈谈自闭症是如何影响我的生活，我也会告诉她，要认可自己的任何特点，因为即使我有自闭症，但依然没有阻止我实现自己的梦想，实际上还为我提供了很多优势。"

当问到埃里克对其他想要生孩子的自闭症人士有什么建议时，埃里克认真给出了几个建议：

1. 首先，在组建家庭前，和另一半充分讨论过你的自闭症，知道你的成长中遇到的困难，沟通是解决问题的前提。

2. 提前与伴侣沟通，了解作为父母可能会遇到的任何困难，了解自闭症会对自己为人父母带来哪些影响。

3. 享受当下，享受为人父母的每一时刻。当孩子出生后，就要全身心地接纳他，看到宝宝来到世界一定是人生中最伟大的里程碑之一！

二、女儿是打破自闭症爸爸习惯的利器

罗恩今年45岁了，他在7岁时被诊断出患有自闭症。

当罗恩在中学遭受了严重欺凌后的那一刻，他似乎意识到了自闭症对于自己意味着什么。

但他依然不理解自己为什么会被欺负，罗恩的父母是这样向他解释的："我的父母告诉我，我的大脑以文字的方式处理信息，这使我很难理解社交互动和抽象概念。他们强调我具有惊人的能力和天

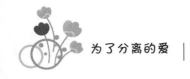

赋，比如超强的记忆力和对大多数人会忽视的小细节的注意。"

罗恩的父母从小就教会他努力的重要性，由于患有自闭症，罗恩也确实不得不比大多数同龄人更加努力才能取得成绩，无论是上学、工作还是恋爱。

尽管自闭症给罗恩带来了很多困扰，但他的生活也逐渐走向了正常的轨道。8 年前，罗恩和克里斯汀结婚了，4 年后，他们生下了一个女儿，取名叫马卡伊拉。

罗恩第一次得知自己即将荣升为一名爸爸时，他的第一个想法就是不可置信，因为他还没有做好要成为一名父亲的准备。

为了迎接自己的孩子出生，罗恩开始大量阅读育儿方面的书籍，向自己的父亲以及朋友们讨教经验，给孩子准备玩具，甚至开始给尚未出生的孩子存大学基金费用。显然，对于这个孩子的到来，罗恩既紧张又期待。

女儿马卡伊拉的出生，则带给了罗恩作为爸爸巨大的成就感。罗恩还笑谈："马卡伊拉甚至帮我摆脱了刻板的行为方式。"

有一天，罗恩打开自己的收藏匣，准备从里边拿出自己需要的两本书时，马卡伊拉恰好在一旁看到了他未开封的森贝儿家族精品店玩具套装。马卡伊拉非常高兴，问爸爸自己是否可以从他的收藏中拿走这个玩具。

从此，罗恩学到了重要的一课，罗恩笑着说："没有什么比一个美丽的 4 岁的女儿更能打破自闭症爸爸以往的习惯了。"

罗恩经常会和女儿分享自己因为自闭症以及感官刺激等带来的

困扰，他也会给女儿讲述自闭症带给自己的成就。今年，马卡伊拉4岁了，罗恩经常会带着女儿一起参加演讲活动，已经参加了80多次自闭症的相关演讲。

罗恩说，女儿是上帝赐予自己的礼物，他享受自己的孩子，也会无条件地爱她。

（摘自"中国孤独症行业门户网站"，2022年7月）

这样美丽的结局又是谁不向往的呢？就如同美剧《良医》（The Good Doctor）给我们展示的也是一个美好而理想的国度，患有自闭症和学者综合征的年轻外科医生肖恩·墨菲，在圣文德医院持续发挥他卓越的医疗天赋，拯救生命，并在院长以及同事们的帮助及与其不断的磨合中，逐渐成长、治愈，获得越来越美好的人生。

当然，我也看到过很多关于自闭症人士失败婚恋的案例。由于存在着感知觉以及情感的异常，自闭症人士和普通人，或者两个自闭症人士恋爱、结婚，并没有获得上述案例的成功，最后两人还是选择分道扬镳。

但对于全球居高不下的离婚率，这样的结局也并不特别。只不过，仔细研读这些自闭症人士的婚姻故事，我们就不难发现，只有那些智力较高、能够独立生活或工作的自闭症人士才能够最后走到婚恋这一步。

而且，随着目前自闭症知识的普及以及自闭症诊断标准的不断变化，如"自闭症谱系障碍"这样宽泛的诊断。很多已经结婚的自

179

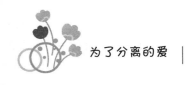

闭症人被诊断出来，如果你听到"某某人的父亲是个自闭症"或是"阿斯伯格症"的时候，或许也不用再讶异了。

这样的信息对于我们这些深陷痛苦之中的自闭症孩子的父母来说，无疑是好消息。年轻父母的梦想似乎在一个狭长的甬道中，越来越走向光明。

然而，只有真正经历过和自闭症人士天长日久的教学与生活的人，才能真正体会自闭症人士面对的困境究竟是什么？

首先，绝大多数的成年自闭症人士面对的困难是理解认知水平依然不高。进入公众视野中，那些能够表达或是演讲，还有一些甚至能够立书出传的自闭症人士，究竟有多少是能够被确诊的呢？诚如之前谈到的自闭症的诊断与标准，这其实依然是一个谜。东西方文化的差异，让很多西方的外国人面对公众，不惮直言自己患有"自闭症"或"阿斯伯格症"；而在国内，这样的人似乎都已经隐藏在人群中。偶尔会有几个匿名的人在网络上述说自己所面临的困难，但看起来所有的逻辑与思维几乎与普通人无异。但说实话，有些在人际交往上的困难与问题，普通人不也同样正在面对？

我曾经在网络上和几个自称患有自闭症的二三十岁的成年人聊天，他们也会向我述说他们的苦恼。他们的童年时期都存在一定的感知觉异常，如对一些特定的声音或是身体的体会（比较多在触觉上）过于敏锐，这样的不适就会导致注意力很难受自己的控制；另一方面就是他们对于表情与情感天然地难以理解或解读，这在同伴关系与师生关系，甚至是亲子关系上都会造成困难，有些小时候会被父母称为"怪人"。但无一例外，这些隐藏在网络里的"自闭症人"都拥有超高的智商，一般会在中学阶段逐渐认识到自己与其他人的差异在哪里，不断进行学习，最后和自己及外在环境达成和解。

而那些从小（也许是两三岁或是十岁之前）就被诊断为"自闭症谱系"或"发育迟缓"的孩子则完全不一样，他们有些甚至从大动作开始，爬行、走跑、跳跃、说话、动手能力以及理解认知等，各方面发展都要比普通孩子晚很多。有些很小就被父母带着奔波于各类康复机构的训练；到了上学的时候，和同龄孩子也有很明显的差异，不仅表现在学业上，对于学校的规则也是很难掌握，甚至在学龄期还需要陪读老师。

这两类人群有着明显的区别。有些观点更是认为，前一类人根本就不能算在"自闭症"里面，在目前自闭症的医学标准仍然没有被研究出来之前，我觉得"自闭症症候群"可能更适合前一类人。而真正需要帮助的则是我们那些在机构或是特殊教育学校艰难前进着的孩子与家长。对于后一类孩子而言，能够获得生活的自理与工作的自立就已经是难如登天，更不用说未来能够正常恋爱或是组建家庭了。

其次，自闭症人士对于情感的体验和感受与普通人相比要更弱一些。

八年前，我母亲过世，我自然是哭得昏天黑地。那个时候，齐齐已经15岁了，虽然他并不懂得如何来安慰我，却也一直默默地陪伴着我。对于从小就一直照顾他，和他一起生活的外婆，他显得并

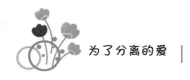

没有太多的悲伤，甚至没有一滴眼泪。

"外婆过世，这真是一件非常悲伤的事情，但是我真的哭不出来。"他是这样描述的。我不知道是什么样的大脑机制让他在遇到这样的事情时，没有办法去伤心和哭泣？

有时候，我会觉得他们是冷漠的，这之中带着一丝感伤和无奈。如同小的时候，他们不会说话，只会拉着你的手，伸向他们所需要的东西，似乎父母对于他们来说只是一个工具；而当他们学会叫"妈妈"的时候，也只不过是无数次训练后的语言记忆。

2022年疫情期间，突然接到很久以前的一位老家长的慰问电话。没想到一转眼十几年过去，孩子们都已经长大了。她的孩子也面临着高中毕业之后何去何从的问题，当然不用说，她的孩子是个智力还算不错的自闭症孩子。

"算了，算了，我们球球还是像你们家齐齐一样，去读一个职业学校吧，高考对他的压力太大了。以后只要找到一份力所能及的工作就可以了……"

三句话离不开孩子，同样是为孩子的未来担忧，自闭症家长的期望值可就要现实得多了。自然而然，我们又聊到了孩子们能不能结婚生子这个事情上来。当然，我们都是开明的现代家长，自然不会支持什么包办婚姻。"是啊，是啊，只能说看缘分，其实对这些孩子而言，没有女朋友，不要结婚，反而少了很多麻烦事呢！"

谈起国内目前所知道的自闭症孩子能不能结婚生子的事情，我就突然想到了另一位甄前辈，她的阿斯伯格症的女儿已经30多岁了，据说已经结婚生子，自然是大家学习与羡慕的对象。

"甄老师来过我们这里了，我见了她了，也问了关于她女儿结婚的事情。"

"真的？"对于这样的事情，我自然是十分关心，"那么，她女儿和现在的丈夫是如何恋爱结婚的？"

"你知道吗？她女儿的丈夫不是北京人……"球球妈妈娓娓道来。听起来，这个所谓的自闭症人士成功婚姻的故事，也不过是因为经济差异之下，父母保驾护航的成果。而真正的恋爱，离我们这样的群体，那还是有相当的距离的。但相对而言，姑娘要找丈夫可能还要容易些，那我们这些小子们可就真的是难上加难了。

无论如何，这个故事在中国已经是相当成功了。而且作为孩子的母亲，并没有因为自己的虚荣而隐瞒关于孩子的真相，她给了其他家长一个真实的信息。这么多年以来，训练机构也好，自闭症家长圈子也好，这是我听到的唯一一个能够结婚生子的案例。

或许我们还有更好的案例，只是我不知道罢了。

第二节　谁说自闭儿不懂得爱情？

　　其实，从很小的时候，齐齐就特别"招"女生喜欢。小学时代，能够帮助他的，和他一起写功课，为他打抱不平的，邀请他参加生日活动的，似乎都是女生……就是到现在，手机通讯录里还有小学时代女同学的联络方式。

　　有时候，我也很好奇，贴着"自闭症"标签的齐齐，为什么可以认识那么多不同年级和班级的女生？

　　到了中学时代，他就开始惹麻烦了，先是"犯花痴"。要么动不动就对别的女孩子说"我喜欢你，我们结婚吧"，要么就给人家甩飞吻，有时候还要去拉别人的手。

　　当然，这少不了女生们告状，等着班主任把我请到学校去，然后，要教训教训这个自闭症小子。

　　可是，他却还一副大言不惭的样子。

　　"×年×班×××，长得漂亮，我喜欢；×年×班×××，学习成绩不错，我也喜欢；这个、那个，都可以，做老婆……"

　　他站在办公室，极其认真陈述，并没有一丝觉得自己做得不对。

而作为"资深"自闭症家长，对于办公室内其他老师的笑声，我非常镇定，完全没有一丝心惊肉跳的表现。

其实，我心里完全清楚，目前齐齐对于"喜欢""结婚"的概念只是流于形式，真正的内涵与责任他是完全不明白的。这些概念既有来自电影或电视，也有发生在同学之间的一些事情或他听到的话语。对于即将进入青春期的齐齐，自然也对异性有着一定的好奇，但又不完全理解。完全没有心机的他，更是把他的想法直白地表达出来。

所谓"道高一尺，魔高一丈"，约法三章又派上了用场。

"第一，不能说喜欢；第二，不能甩飞吻；第三，更不能用手摸。"

"好了，自己去办公室门口背诵吧！"指挥官的口令一下，那小子便乖乖执行，但仍不忘回一嘴："妈，我忍不住，怎么办？"

"忍不住？也得忍！"我是绝对不会给这小子余地的。

"哦！"他只得站到办公室门口，面壁思过，嘴巴里还在叨叨"第一，不能说喜欢；第二，不能甩飞吻；第三，更不能用手摸……"

学校和老师对他的情况都有了解，也给了他很大的宽容，再加上我这个"厚脸皮"的妈妈，似乎也并没有给他很大的压力。

但是，这并没有停止他"招惹"女孩子。初中阶段的两三年时间，都是在和女孩子们的打打闹闹中度过。甚至有一次，还被同乘一辆公交车的女同学用雨伞打破了头。不过，这并没有换来我的同情。我确定就是齐齐先去招惹别人，他的陈述也是"我先围堵了她，

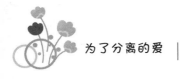

我每天都在围堵她"。那么，我也只能赠送他两个字"活该"。

虽然，我每天都在教育他，如何成为一个不"拈花惹草"的健康中学生，但我的苦口婆心并没有换来他的改变。直到有一天，他放学时"围堵"女同学被那女生的父亲教训了一顿，才让他记忆深刻。这件事也成了他青春期唯一的阴影。

至于这位父亲究竟和他说了什么，我不得而知。根据齐齐的陈述是"和你平时说的也差不多"。因为这个父亲没有找学校，也没有找到我，所以两个人的对话也就无从考证。后来的几年，每到6月10日这个日子，齐齐就会念叨"今天是我被×××爸爸骂的一周年。"庆幸的是，这个"被骂"纪念日只过了3年也就被他逐渐淡忘了。直到他工作之后，当我再问起他这段经历，他才说其实那个时候他只是想和她们一起玩，并没有真正的"喜欢"。

在小学的时候，齐齐会说，要结婚，生孩子；后来到了中学，只要是漂亮女生，他都想要娶回来；再慢慢地，有一天他会告诉我，结婚以后，人生才会幸福。这样的过程，即使是自闭症人士，对于爱情与婚姻，随着年龄与认知的增长，他也有自己不同的诠释。但这实在谈不上是所谓的"情窦初开"。

而真正和女孩子的交往发生在职校期间。他会为女生被老师批评了打抱不平，会和学校里的女生加QQ聊天，也为会漂亮的学妹投票，还会和女同学约好一起去海洋公园玩。当然，这些绝对谈不上恋爱，只不过，他的交往比中学时代更为成熟，而不只是如孩童般的嬉戏打闹了。

孩子终究要长大，当齐齐变成齐哥，要说起他的初恋，可能在还没有恋的时候就已经失恋了。

齐哥的手机里难免会有几张女同学的照片，有时候，大人们也会开玩笑地让他拿出来亮一亮，品评一下哪个漂亮？询问一下哪个学习好？

有一天，齐哥神神秘秘给我看了一张女孩子的照片，并问我怎么样？我说，挺好的。问其究竟，原来是在一次公益活动上认识的志愿者，女孩子在一所重点高中就读，和齐哥加了微信。

齐哥分外执着，总是要到学校去找那个女孩。发了微信，女孩总以功课多，学习压力大作为托词。面对这样的借口，齐哥一点也没有退缩之意。

"她晚上要上自习，我等她放假再去看她。"

"她放假要补课，我等她不忙了再去看她。"

"她高三，学习压力大，我等她高考结束再去看她。"

尽管我暗示又明示，人家女孩对他没意思，不过只按字面意思理解的齐哥根本不以为然。

直到有一天，齐哥宣布不再去找她了。原来，对方终于和他表明，已经有了男朋友。而齐哥也就这样偃旗息鼓了。

对于自闭症人士来说，他们的想法就是这样单纯和直白。他们似乎永远不会明白，原来人是可以睁着眼说瞎话的。而这也便导致了他们在现实的生活中是那么容易被欺骗。

有一天，齐哥告诉我，他要去约会了。据说，是职校里一个打

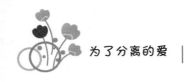
篮球的哥们给介绍的，是业余大学里的一位学姐，约的地方就在学校门口。我对齐哥建议，正好附近就是环球港，可以请女孩去那里吃个晚饭，聊一聊。

说巧不巧，那天我也是闲来无事，想着去偷偷看一下是什么情况。齐哥在学校门口等了半个多小时，当时正值冬天，挺冷的，齐哥也等得有点生气了，打电话问对方怎么还不来？对方说，马上就到了。又过了半个多小时，女孩才姗姗来迟。我站在远处看去，那女生应该要比齐哥大好几岁，染着头发，化着浓妆，在瑟瑟寒风中，还穿着短裙。

天生的母性让我充满了警惕。我看到齐哥和她打了招呼之后，并没有向环球港方向去，却往地铁口去。我发消息给齐哥，齐哥回复说，对方要他去另一个地方，说是"去她哥哥开的酒吧"。

我感觉事情不妙，想到那些高价的"酒托"和"饭托"。赶紧给齐哥打电话，让他回来。谁知道小子居然听信那个女孩的花言巧语，回复说，让我别管他了。

大事不好！他爸爸又在外地出差，我只能电话求救。最终的结果，齐哥总算是被我们的电话和信息催促着回了家。

到了家里，自然是被我一顿数落，说清了要害，齐哥也有点不振。

"但凡是要你先花钱的，便是不可以相信！"

"原来女人的话是这样不可信？"他不得其解。

之后的日子里，齐哥就老实许多了。虽然有时候也会表露出想交一个女朋友的想法，但想想也就说："女人，就是麻烦！"

在超市工作的时候，有一个 40 多岁的男同事，和齐哥似乎特别投缘，也没有结婚。两个人没事的时候，还会一起约个饭，聊个天，要不是齐哥滴酒不沾，估计还会喝上几口。

"妈妈，我和 ×× 商量好了。其实，没有孩子也是可以的，一个人也可以过得很幸福。"齐哥终于亮出了"不婚"的誓言。

不过，只要有女孩子约他，或是要他去做这个或那个的时候，他还是会屁颠屁颠地去帮忙。

 本章建议：

1. 自闭症人士最后能够恋爱、结婚的成功案例非常少，家长要根据孩子自身的情况来进行权衡，人生并不是因为能结婚生子而圆满。

2. 自闭症人士在成长的过程中，随着认知水平的提升，对于恋爱和婚姻也会有自己的想法与观点变化。对于出现的种种问题，家长们千万不能过多指责，宽容和引导才能让他慢慢去理解人生成长的经历。这个时候，可能家长更多的是要向外界，如老师、同学等做更多的解释工作，帮助他们创造一个理解和宽容的环境。

3. 自闭症人士由于单纯与善良，几乎没有保护自我的能力，这个时候，要教会他们一定的原则去遵守，尽量让他们避免受到欺骗与伤害。

第九章

教自闭儿做真正的"英雄"

随着孩子们一天天长大，家长们总是担心，要不要告诉孩子，他有自闭症？自闭症的诊断书会不会让他遭受心理的打击？已经自闭了，如果还受了心理伤害，有了自卑情绪该如何是好？

　　其实，孩子的心理承受能力并非我们想象得如此脆弱，多数时候孩子的心态取决于家长。客观评估孩子的实际情况，带领他直面人生的困难。首先要勇敢起来的不是孩子，而是家长！

第一节 如何认识自我

自闭症孩子的核心障碍在于"社交"与"沟通"。这与智力障碍与唐氏综合征孩子有着显著区别，不由得让人浮想联翩，如果自闭症孩子的智力没有受损，那么他们是不是也存在着不为人知的内心世界呢？

扩大性／辅助性沟通（Augmentative and Alternative Communication, AAC），是通过使用辅助的或非辅助符号来扩大或代替自然语言或书写技能。2002 年，美国听力障碍协会将其定义为：作为一种临床、教育、研究实践的领域，旨在暂时或永久改善较少有或无功能性语言个体的沟通技能。

AAC 能帮助有需要的人来沟通自己的需求，表达自己的情绪，表达意见，并且提高语言和阅读能力。分开来解读的话，"辅助性"沟通的意思是说，在一个人"现有的沟通能力之外"而得到的"支持"。对一些人来讲，他可能有一些言语能力，但是需要更多的支持或是辅助，所以需要辅助沟通。对于其他一些人来说，他们可能有一些生理上或是肢体上的问题使得他们无法沟通，比如肌萎缩性脊

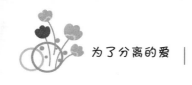

髓侧索硬化症（渐冻症），所以会需要"替代性"沟通。比如说，物理学家霍金使用的 EyeControl 设备，通过眼动追踪、联想输入和语音合成器播放，来实现渐冻人与外界的沟通辅助。

ACC 在自闭症儿童的干预中使用由来已久。其中，不乏我们所熟知的图片交换沟通系统（The Picture Exchange Communication System, PECS）。PECS 是一套专门训练自闭症儿童与人沟通的系统，它的特点是让自闭症儿童使用图像辅助沟通。PECS 强调自闭症儿童与人沟通的自发性，它以结构化的环境、程序和教材协助自闭症儿童学习主动与人沟通，借着增强物，循序渐进的阶段、图像和句子尺，让自闭症儿童建立实用的沟通技巧。PECS 同样是以 ABA 为基础的一套干预方法。

PECS 分为 6 个训练阶段，每个阶段都有清晰的目标，以下是 6 个训练阶段的简介：

第一阶段：以物换物

此阶段的目标是希望学生建立出一个沟通的基本模式。当学生看到一件很喜欢的对象的时候，要主动拿取该对象的图卡，交到训练员手中，以换取喜欢的物件。此阶段和下一阶段需要两位训练员，训练员在训练时应避免口头提示。

第二阶段：增加自发性

此阶段的目标为增加学生沟通的自发性。学生要自行走向沟通板，拿起图卡，走向训练员，将图卡放在训练员手中。背后训练员的角色逐渐淡出。

第三阶段：辨认图卡

当学生建立了沟通模式及提高了沟通的自发性后，可以学习辨认图卡。学生想得到某一对象时，他要走向沟通板，在众多图卡中取出正确的图卡，走向训练员，把图卡交到其手中。训练员会逐渐增加图卡的数量，让学生辨认。

训练员可以使用不同程度的增强物帮助学生辨认图卡，例如展示一种学生喜欢的东西和一种学生厌恶的东西，让他使用图卡选择想要的东西。训练员亦可以控制空白图卡、彩色图卡、图卡线条、图卡大小对比、图卡位置和图卡立体程度来帮助学生。

第四阶段：句式结构

当学生学习了一定数量的图卡后，可以开始学习组织句子了。当学生想要得到某件对象时，他要走到沟通板处，拿起"我要"图卡，贴在句子尺上，再拿起物件图卡，贴在"我要"图卡之后，然后拿起句子尺，交到训练员手中。

学生应该先学习最实用和简单的句子，例如"我要（对象）"。训练员在开始时可先把"我要"图卡贴在句子尺上，让学生拿起"对象"图卡贴上去，以完成句子。当学生熟习技巧后，可让学生自行组织整句句子。

第五阶段：回应你要什么？

当学生对使用图卡表达运用自如以后，可以学习响应"你要什么？"的提问了。训练员可以运用延迟提示策略来训练学生，最初提

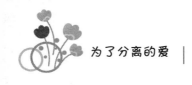

出问题后可以立即提示，以后可以视学生的表现逐渐延迟提示，到最后当学生可以自行响应问题，训练员便不用提示了。

第六阶段：能回答评论性问题及表达意念

当学生掌握了上述阶段的目标后，可以学习回答评论性和描述性的问题，例如"你要什么？""你看到什么？"和"你听到什么？"等。在这阶段，学生已经不只表达个人需要，更会学习对事情和环境做出描述和评论。

在 PECS 的实践过程中，很多老师和家长反映，在第一至第四阶段，通过不断的强化与辅助，多数的自闭儿可以掌握用图卡进行简单沟通，表达"我要什么"这样的句式。但是到了第五和第六阶段，要么这个孩子已经有了很好的语言能力，基本上不再需要使用替代性的沟通方式；要么这个孩子很难学习更深层次的表达，特别是在对事物的描述与评价上。

不管如何，AAC 并不完全替代语言和沟通，它只是一个能够支持语言发展的工具。

中国台湾地区某家医疗机构，以此为基础，自创了一套扩大性沟通的干预体系（Expanding Communication Therapy for People with ASD, ECTA），利用打字技术让自闭症儿童与外界实现沟通与交流。国内某康复机构在引入与使用的过程中，不仅实现了自闭症儿童与父母、老师的沟通，稳定了他们的情绪；并且发现，原来自闭症儿童有着丰富的内心世界，还具备创作诗词的水平。在对外展示和媒体宣传时，无不让观瞻者动容。

不得不说，这对于自闭儿父母是极大的安慰，对于媒体与公众来说，也是绝佳的宣传素材。如此丰富细腻的内心世界与才情更是让自闭症儿童披上了浪漫主义的面纱。

对于任何机构的训练方式，我不想带着任何批评，至少出发点都是为了孩子能够进步；我也不否认，自闭症孩子当中可能存在着极少数不能说话，但有着极高天赋的孩子，因为我没有任何的证据能够证明他们不存在。

但是，既然自闭症孩子有着如此丰满的精神意识，仅是受限于语言沟通的问题，那么，不管是图片还是打字，为什么不先去解决孩子们生活自理的问题，比如说，去商场购物或乘坐公共交通工具呢？另一个疑问则是，打字沟通展示的时候，为什么老师或家长还要坐在边上，而不是孩子们独立进行操作呢？

行为主义学者华生曾说过："给我一打健康的儿童，不管他们祖先的状况如何，我可以任意把他们培养为从领袖到小偷等各种类型的人。"这样的上帝视角是让人战栗的！片面强调外在环境与条件反射，将儿童完全处于被动状态，忽视人格及心理的发展，培养的只有"唯利是图"的动物性，而不是儿童的天性与主观能动性，即"人性"。

行为主义在心理学领域存在着极大的争议，却在自闭症康复行业大行其道。孩子确实通过不断的刺激与强化，学会了这样或那样的技能。当老师们指出孩子们缺乏"泛化"的技能或强调他们机械

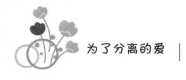

记忆"刻板"时，自闭症儿童如何跳出训练模式实现自我意识的产生？

齐齐从小就在机构内训练和成长，似乎机构就是他的第二个"家"。在他七八岁的时候，突然有一天，他跑到我的办公室，很认真地问我：

"妈妈，涛涛把旺旺仙贝扔进马桶里用水冲下去，他就看着，这样的行为是不是自闭症？"

这一刻，我突然对这个小小的人儿刮目相看。即便在他的童年期，耳边永远充斥着"自闭症""刻板""社交障碍""行为怪异"等与之相关的词汇，但那些词汇是生涩和抽象的，他是如何将"把旺旺仙贝扔进马桶里用水冲下去"和"自闭症"产生关联的？如果"自闭症"是难以理解的，那么，至少来说，他已经发现了"把旺旺仙贝扔进马桶里用水冲下去"这样的做法是不符合常理的；而"自闭症"正是与这种不合常理的行为相对应的。这样的逻辑推理，并不是我们一遍一遍教会他的，完全是基于他的认知水平，以及平时所积累的生活经验（身边有很多自闭症孩子以及大量的与之相关的词汇刺激），最后得出的结论。并寻找"权威"，即他的妈妈，也是专业老师，加以证实！

关于自闭症儿童的智力情况，有很多推测。除了刚才说的自闭症儿童内心丰富的浪漫主义观点，另一种观点则认为70%的自闭症儿童都存在着智力障碍。我不知道这样的结论是否有强有力的科学或数据支持，但是因为沟通和社交的障碍，导致自闭症儿童教不进、学不会，也是让他们在成年之后智力发展跟不上的重要原因之一。"自闭症儿童，首先是儿童。"普通孩子的自我意识，也是随着年龄的长大而不断加强的。而对于自闭症孩子而言，智慧与能力的发展，才是让他们对世界与自我产生意识的根源。虽然，他们仍然会带着他们执着、不轻易改变的特质。

当齐齐问我这样的问题时，我并没有直接回答他或对他的问题加以评述，而是告诉他自闭症儿童的一些行为特点，并用一些简单的实例加以说明。对于一个正在学习中的孩子而言，我觉得，告诉他一些通用的方法才能培养他独立思考和判断的能力。

所以，在面对他自己的问题上，同样地，我也给了他最大的空间，让他自己来判断与定义自我。

很多家长问我，是否应该隐瞒孩子的成长过程？不让他知道他曾经被诊断为"自闭症"？孩子是否会因为这样的"标签"在未来成年之后变得"自卑"或背上痛苦的枷锁？

那么，我来告诉你，不管他是否有自闭症，他都是一个完全的"人"。他有权利知道在他身上发生的任何事情。而那些自卑与痛苦，也并非与生俱来的，而是因为有人向他传递了这样的信息。

从小在机构长大的齐齐，听惯了家长们对他的评论；还有一个大大咧咧，口无遮拦，经常拿他来举例的妈妈；所以，他对自己的"来龙去脉"清清楚楚。他甚至清楚地知道自己在哪里诊断，曾去过哪里训练，有哪个专家对他如何评价，所有的信息对他都是公开的。

纠结才是产生痛苦的根源。坦然面对，才是放下痛苦最好的

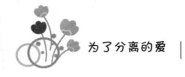

良方。

当长大的齐齐告诉我说，他认为只有那些在机构里训练的孩子才是"自闭症"，而他认为自己是"好的"时，我没有任何要教育他的。

虽然，他有的时候也会问我类似"妈妈，我这样的人，未来会如何？"这样的问题。

我觉得，这些都不重要。在他心里，自有他自己的定义与判断。

第二节 "利己"主义者

孩子对于自我的认知起源于父母。那么，我们究竟是通过什么来定义孩子的呢？

为了让他们"变好"，家长们带着孩子从小就来回穿梭于各个机构之间，不断强化训练他们，让他们看起来外表与普通孩子无异。而近年来，有很多来自全国各地所谓自闭症孩子"摘帽"的案例更是让很多家长看到了希望。

那么自闭症孩子"摘帽"了之后就变好了吗？中山大学附属第三医院儿童行为发育中心主任邹小兵医师对于"摘帽"的理解是这样的：

自闭症是有诊断标准的，社会沟通障碍有三条（社会交互性、非言语交流、人际关系）；狭隘兴趣和刻板重复行为有四条（重复语言或行为、固定相同的模式、狭隘兴趣、感知觉异常）。必须完全符合三条社交沟通障碍，在狭隘兴趣和刻板重复行为中的四条符合两条，这就够了所谓"症状"标准。同时，必须严重影响孩子的社会适应和功能，这个时候就可以诊断。

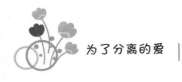

假设说，一个孩子原来符合诊断标准，经过干预，社交沟通得到改善，可能从三条变成两条或一条；又或者说，狭隘的兴趣和刻板重复行为从两条变成了一条，或者功能得到了明显的改善，在重新评估时发现不够诊断标准了，从某种意义上来讲，就可以"摘帽"。

那么，现在摘帽了的孩子，过了一段时间又会重新出现症状，但是如果功能不出现问题，邹医生所在的中山三院提出一种"理想稳态"的理论，即便是症状达标，只要孩子快乐健康，社会适应、家庭功能、学习功能都没有受到影响，也可以称为一种"理想稳态"。

所以，不管是自闭症的"诊断"也好，还是"摘帽"，其实都是行为学上的标准，如同我之前所说，并没有医学上的证明。而且，如同邹医生所说，孩子们在长大后，还是会存在着自闭症的所谓"症状"。只不过，这个外在的"症状"有时候多一些，有时候少一些。这个和当下诊断医生对于标准的理解，以及孩子当日的表现以及家长的描述，是不是也存在着一定的关联呢？

那么，这里所说的"孩子快乐健康，社会适应、家庭功能、学习功能都没有受到影响"的"理想稳态"的标准又是什么呢？特别是这里讲到的"快乐健康"更是仁者见仁，智者见智的理解。其中，是不是主观因素要占得更多一些？

现实是，因为"摘帽"的存在，让家长们多了趋之若鹜的理由，让某些不良机构多了宣传的口号。"摘帽"无非让家长的感觉好一些，而对于孩子们而言，这个"摘帽"的实际意义究竟在哪里呢？

不管是什么样的孩子，他们的成长都需要家长们倾尽心力的浇灌。而每个孩子都是独一无二的个体，成长过程中的点点滴滴都没有标准的模式。所以，对于一个人的一生也好，还是对于一个家庭而言，都不是简单的"戴帽"或"摘帽"能够决定的。

与其在这个痛苦的旋涡里起伏，还不如实实在在地来帮助孩子们成长起来。而有时候，家长的态度才是让孩子放下包袱，勇敢面对一切的动力。

记得当年齐齐在上海市精神卫生中心诊断的时候，医生曾说他"典型自闭症，将来生活很难自理"；通过多年的干预，开始有一些专家说他"自闭症的可能性比较大"；甚至后来，还有医生说他像"高功能"或是"特殊的学习障碍"等。而当我开始创办机构，随着齐齐的成长，有些家长或其他人对他的揣测就更加多了。有些人甚至说，他根本不是自闭症，是因为机构的需要而把他包装成"自闭"的；当然，也有人说他"很严重，没有眼神，说话像背书"云云。

不管是医院的诊断，或者别人是如何来定义或描述的，对于我和齐齐来说，一点都不重要。因为生活是我们自己的，而我们并不需要活在别人的口水中。

我的坦然深刻地影响到了齐齐，因此他活得快活而轻松。

有三件事情，从小到大，我都清晰地让他知道：第一，妈妈爱你。不管你是什么样的孩子，这样的爱都是无条件的。即使妈妈在你不进步或犯错的时候凶你，甚至揍你，也是因为着急，但不代表妈妈不爱你。第二，你是个什么样的人，是你自己努力的结果；至于你对自己的定义是什么，也是由你自己来决定的，别人没有任何

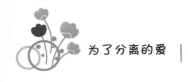
权利说三道四，你也不需要去听。第三，你拿什么样的鉴定或证明，都不重要，关键是这个证明是否对我们的未来有帮助。

在孩子小的时候，不管是康复训练或是入园入学，以及申领政府康复补贴或是学习什么样的才艺等，都是家长们决定的，而随着孩子长大，我们也需要和孩子一起商量未来的规划。

齐齐 15 岁的时候，我们终于决定去申领残疾证。那个时候，齐齐已经进入初职校学习，他即将面临的就是就业的问题。而从齐齐就读的职业学校方面，我们得知，很多用人单位在用工时，相同条件下，会更倾向于聘用有残疾证的孩子。

由于很多自闭症孩子在智力上都有落后的现象，一般可以申请智力障碍或自闭症其一。中国在残疾人分类中并未将自闭症单独列出，所以，在残疾证上，自闭症人的残疾类型为"精神障碍"。而这会让大众将自闭症与精神疾病联系到一起，比较不利于未来齐齐的就业。而对于他就业的需求，我们将残疾证的申领定在了"智力障碍肆级"，即轻度智力障碍。

残疾证的鉴定，家属是不可以陪同的，所以我只能站在门口等了将近 20 分钟。待他从诊室里出来的时候，告诉我的第一句话是：

"我看到医生好像写了一个 60 分。"

而最终他如愿拿到了符合我们事先预想的智力障碍肆级的证明。

而在之后的生活与工作中，他也践行了"残疾证平时没用就放在口袋里，有用的时候就拿出来"这样的准则。特别是在游览祖国大好河山的时候，他的残疾证为他节省了很多的门票钱。甚至在某些时候，他会主动告诉别人："我有残疾证，能否照顾？"

但有时候，他也可以做到有证不用。有一次，我出差天津，顺便带他去玩两天。因为我还有工作，所以他要先单独乘飞机回上海。送他去机场的时候，我还关照他，如果搞不清楚如何办票、如何登机，就出示残疾证，让工作人员陪同办理。

谁知道他顺利完成所有动作，独自回沪。之后还得意地告诉我，"我是自助办票，没有托运行李，非常快地就过了安检，到达登机口。"想必他对于如何灵活使用他的各类证件，已经是了如指掌了。

我们总是自诩爱孩子胜过一切。可是有的时候，我们却更爱的是自己的面子。家长们总是期盼孩子会变"好"或"摘帽"了，也有急于把他们送去普通学校或向周围隐瞒孩子真实情况的……然而，这一切都与孩子的成长与未来没有任何关系。

而只有认清现实，却不焦虑，所有的选择与决定是为了更有利于孩子未来的成长，努力培养孩子独立生活和生存的能力，不被外界所干扰，这样才能带领孩子走向健康、快乐的生活。

第三节 自闭儿也有美好人生目标

2022 年 7 月，我从上海辗转来到火热的重庆。因为上海的疫情，我居家近 3 个月后，仍然无法复课，心情几近崩溃。解除封闭的第一时间，我就决定要去看孩子们训练，去帮助他们进步。每当我情绪低落的时候，只要看到孩子们在运动，在学习，在唱，在跳，就会疗愈自己的伤痛，重新获得力量，这便是我的精神寄托。

美丽的栗老师开着她的小车，载着我盘旋在重庆高高低低的大街小巷之中。重庆是一个 3D 的城市，因为你以为的街头，其实有可能是个山头；你以为你是转变，其实可能是要爬山。飘散着浓浓火锅味的空气，绚烂多姿的夜生活，街道上攒动的人群，反让重庆显得格外有魅力。

栗老师如同这座城市，年轻、生动而有活力。很难想象，她也是一个特殊孩子的妈妈，同样为了孩子的成长，她创办了星宝上学重庆中心。而车上另一个重要的人物，就是她的小果仔。小果仔 5 岁多了，暑假正上着学前班，还有一年多就要正式上小学。曾经被诊断为自闭症倾向，语言混乱，情绪脾气失控的小果仔现在乖了很

206

多，也有很多自己的想法。

"陈老师，你为什么要住酒店呀？"（你应该住自己的房子里呀！）

"陈老师，你为什么不在重庆买房子呀？"（肯定是买不起房子，所以才住的酒店？）

"陈老师，你是不是没有钱啊？"（这个陈老师肯定没什么钱，所以买不起房子。）

"陈老师，你没有钱，可是为什么要买那么多东西呢？"（买一堆吃的和衣服为什么不买一套房子呢？）

古灵精怪的问题让我措手不及，不知道如何回答才好。所以，小车上同样载着的，还有我的尴尬和一连串的笑声。

小果仔不到6岁，可是对于未来的人生，倒是规划得不错。妈妈开始数落他，只想着要住大房子，只想着整天吃喝玩乐，似乎他的生活就是来享受的。至于工作，那可不是他的理想。因为，工作太累了。

有一次，妈妈和他聊天，突然聊到什么车。于是，就趁机教育他：

"长大以后想不想当公交车司机？"

"不想，"他回答得干脆，"公交车司机很晚了还在工作，中午饭都吃不上！"然后小手一指。

"你看嘛，他们是不是中午饭都没法吃？"

可见，享受生活才是人的本性，不管是不是自闭症。果仔还小，有这样的想法并没有太大的问题。因为他还有大把的时间来接受教育，来体验学习的累、生活的苦，才有可能慢慢树立起自己真正的

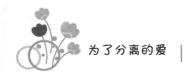
理想。

所谓言传身教。有人说，最好的教育，就是让孩子想要成为你。我觉得这应该有一些道理吧。

齐齐在五六岁的时候，语言的表达与理解远远不及小果仔。但是，到了小学阶段，齐齐的语言沟通越来越好的时候，我曾经问他最喜欢做什么事情？

"吃、喝、玩、乐呗！"他一脸天真。重庆小果仔的想法和他如出一辙。

随着年纪渐长，在学校里和同学们的相处中，他的荣辱意识也随之越来越强。而让他引以为傲的，居然是我，他的母亲。特别是中学和职校阶段，每回遇到他的同学或老师，他都会隆重介绍："这是我的妈妈，她是星宝上学的创始人，这是一个帮助自闭症小朋友的特教学校……"

初职校毕业的时候，他就决定要报考业余大学。说实话，对于念大学，我对他并没有要求。反而是他自己，决心要成为一名大学生。更为奇妙的是，他报考的是"社会工作"专业。

他问我："我能不能接你的班？"

我如实回答："我觉得你可能不太行，但是你可以去寻找自己喜欢的工作。"

那个懵懂的时代，他以为，得到大家的尊重才是最为重要的事情。显然他并不知道风光背后的艰难与辛苦。

在成长的过程中，人的理想与观念是会随着认知的提升、阅历的丰富而不断改变的。如同齐齐，当他踏入社会，在职场与人际场中艰难行进时，他也越来越能理解他的母亲，一个机构负责人需要的能力与担当。

在对自己重新进行能力评估，且从自己的喜好出发，他才找到自己最终的理想：到乐园工作。明确了这样一个目标，他也不断努力，最终实现自己的愿望。两年之后，齐齐仍然自信且快乐地工作着，相信当时他的选择与努力都是正确的。

家长们总以为孩子的教育，就是要经常赞美与鼓励，以为这样就能激发孩子的潜能与志向。而我认为，**让孩子看清生活的本质，并寻找到自己的定位是一件更为重要的事情。**

孩子在未成年的时候，人生的决定基本上都是由父母来做的。这个时候，教育会出现两种偏向：一种是大包大揽，任何事情都由父母来决定，孩子必须全盘接受，并美其名曰"为了你好！"，所以，妈宝、青春期叛逆的苗子就这样埋下了；另一种所谓"自由激发孩子的天性"，以孩子的想法为主导，要什么就给什么，想什么就来什么，但却不追究结果，任性、不明事理成为这样的孩子的标志。

孩子在成长的过程中，对于自己和世界的认知都是一步一步成熟起来的。所以，他并不能早早为自己的人生做选择；但作为一个完全的"人"来说，他有自由思想与选择的意愿与权利。

齐齐的发育确实比其他的孩子晚了很多，即便从今天来看，他和普通人之间依然存在明显差距。但是，他也同样是一个"完全"的人。在他的孩童时期，当然会以我的决定为主。不过，适时我也

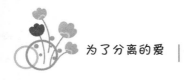

会给他在一些小事情上自由选择的权利。重要的是，当他做出他的选择时，我会告诉他一个很重要的原则：每一个人都必须为自己的选择负责任。

比如说，小的时候他想要去他喜欢的地方玩。我会明白告诉他，"那个地方很大，有很多好玩的游乐设施，但需要走很长一段路。如果去的话，你必须自己走，我们都不会背你或抱你。"

而当他上学之后，他也会心血来潮，想要学习某项技能或参加兴趣班。同样地，我会明确告诉他，"你可去学习滑冰，我也可以给你交钱，但是这一个学期每周一次的课，你都必须去上，不能半途而废。"

经历痛苦而最终得到想要的果实，让他逐渐明白了任何的收获都不是轻易得来的，任何的成功都要付出代价。

当然，有时候做不到或是求不得的时候，他也会很苦恼。人生八大苦"生、老、病、死、爱别离、怨长久、求不得、放不下"，即使是自闭症人士，也难逃离。

不管是在人际交往和工作中，或者是像齐齐正处于幻想恋爱的青年时期，自闭症人士一定会比其他人有更多的困惑，也有更多的不如意。作为他的妈妈，往往还要兼任心理疏导的工作。除了正常的训练、学习、工作、娱乐，有空的时候，我就会和齐齐聊聊天，讨论一下最近在单位或是学校，同学、同事或其他朋友之间的交往情况。

在和自闭症人士的聊天过程中，以他们能够明白的话语来进行分析说明是必不可少的。但更为重要的一点是，我从来不会因为需要"鼓励"他而夸大他的能力。我会中肯地告诉他，行或者不行。所以，他明白，妈妈是从来不会对他说假话的人，从来都以他的实际利益为出发点。

出于从小就养成与我谈心的习惯，以及母子之间建立的信任，齐齐在遇到什么不顺心的事情，总会第一时间来和我商量。而当齐齐在单位里发了什么福利或得到什么好东西的时候，即便是一袋零食，也会拿回家和我分享。

如何释怀？如何放下？如何寻找快乐的人生？中学时代就对庄子特别感兴趣的我，在人生的大起大落，特别是中年之后，慢慢形成了无为、顺势的人生哲学。齐齐也深受我的影响，虽然他说不出那些道道，但是他的性格乐观而豁达，懂得在生活上努力，但不强求，知足常乐。

"这世界上有一种英雄主义，那就是在看清生活的本质后，依然热爱生活。" 对于一个自闭症人来说，道路一定会比其他人曲折许多，不管怎样，我仍然希望我的孩子能够有一个快乐有价值的人生，而且我也相信他一定会实现。

 本章建议：

1. 自闭儿的自我意识产生与认知水平提高有着密切的关系。对于世界与自我的认识不可能一天形成，而是有一个漫长的过程。所以，重点还是要放在教会孩子认识世界和自我生存的本领上。

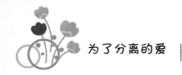

2. 个人认为自闭症诊断或摘帽都没有太大意义。如果"自闭"是一种常态，我们现在为孩子做的任何决策应以未来能够帮助孩子生活或就业为考虑。家长们不要总是顾及自己的面子。面对现实，为孩子争取更好的未来。

3. 要把自闭症孩子当成一个"人"，在孩子年幼的时候，就要开始教育孩子为自己的选择负责，并为自己的选择而努力。要像对待普通人一样和你的自闭症孩子进行沟通，对他说真实的话，教会他人生的哲学，并与他一起寻找积极快乐的生活。

第十章

我们老了，孩子怎么办？

1982 年，中国内地诊断了第一批"自闭症"患儿。现在 40 多年过去了，这些孩子已经步入中年。独生子女时代，父母老了，不仅没有子女照顾，还要反过来照顾生活自理都成问题的孩子；而父母走了，这样的孩子又有谁来监护和照料呢？随之逐渐年迈的父母便进入了"不敢老，不敢死""死不瞑目"的困境中。

第一节　前人栽树，后人乘凉

2002 年底，齐齐被诊断为"终生生活不能自理的自闭症"患者。"自闭症"或"孤独症"这样的字眼当时于我闻所未闻。当我带着孩子在寻医问药的过程中，慢慢碰到越来越多同样遭遇的家庭，我才知道，齐齐并非孤案。

自闭症的相关信息绝大部分来源于互联网。病因不明、无药可医、唯有训练，这是在互联网上寻找一些国外信息之后的总结。可是偌大的上海，居然找不到一所可以接纳我们孩子的机构或学校。听闻中国唯一的自闭症康复机构在北京，致电咨询，居然要排队两年。

在这样深陷绝望的境遇中，正如鲁迅先生所说："其实地上本没有路，走的人多了，也便成了路。"而最先走的，自然是我们这些家长们。中国第一批自闭症康复机构，无一例外，创办者都是孩子的家长。

"女子本弱，为母则刚"。总有这样的赞美，于我却并不受用。办机构，康复孩子，不过是绝望之中的无奈之举，绝对谈不上什么

215

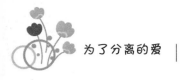

伟大。与近年来自闭症康复机构纷纷涌现，甚至有资本注入，成为一条生财之道不同，当年我这条自救之路，虽义无反顾，但绝非本意。

而当我看到孩子更为年长一些的自闭症家庭，心情几乎是崩溃的。二三十岁的大孩子，状况是糟糕的。有的甚至连一句话也不会说，有的只会重复一些动作，人高马大的甚至会忽然出现情绪，看起来让人心有余悸。除了在家里，由家人看护之外，没有任何地方可以去。

我想要了解大孩子的情况，我想要找到出路在哪里。如果齐齐一辈子就这样了，如果他不能上学，无法工作，那么他可以到哪里去呢？

不久之后，我又去了一家大龄孩子的养护机构参观。我记得那是一个 7 月，火辣辣的阳光几乎耀得人睁不开眼。下了公交车，走到那个机构的时候，我已经浑身是汗。

院长倒是非常热情，带着我到各个不同的教室去参观。这里的孩子并不少，有自闭症，也有很多其他障碍的孩子，年龄都在十四五岁到二三十岁不等。

那些程度较轻的孩子，就相对来说比较自由，看看电视，甚至还可以到院子里走走；而那些有情绪或攻击行为的孩子则被反锁在屋子里，只有吃饭或上厕所时，才会被允许开门；也有一些严重的孩子，需要工作人员更多的照顾，生活全然不能自理；而最严重的一两个孩子，完全躺在床上，只有呼吸代表他还拥有生命。

当我从那个始终闹哄哄且带着一丝异味空气的环境中离开，走到马路上，我感到完全透不过气来。太阳即使还在当头，在我眼中却几乎已经不再发光，完全暗淡下去，没有一丝热量。我的心凉透了。

"我的孩子决计不能去那里!"我对自己这样说，可是，我们的出路又在哪里呢？

在我看来，当年我办机构只为自救，而那些在媒体面前，向世人告知自闭症这个群体存在的第一代"老"家长们，才是真的英雄。越来越多的镜头转向了自闭症孩子和他们的家庭，越来越多的公众知道自闭症群体的存在以及需要的关爱。

2007年，上海市政府出台了"阳光宝宝卡"政策，让包括自闭症在内的七类残障儿童享受康复训练津贴且报销金额正逐年提高。

而"随班就读"、义务教育"零拒绝"也在逐步执行，越来越多的特殊儿童走进了普通学校的大门。

2017年，上海市教委又出台了关于开展特殊教育职业高中的政策，规定接受义务教育之后的特殊儿童，可以择优进入区内指定的职业学校进行学习。

其实，不仅在上海，政策的覆盖已在全国铺开。与当年相比，我们已经走在充满希望、进步的道路上。

自闭症，越来越为人所熟知，相关的福利政策也正逐年改善，这些都离不开党和政府无微不至的关怀。

但是，政策的推动却离不开我们这些孩子的家长。每一次发声，每一次努力，如同一颗小小的基石，也许你看不到结果，却已经为

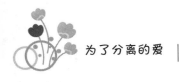

未来打下基础；也许你的孩子还没有享受到，但却让之后的孩子得到了成果。

政策的红利，最先都是从小年龄开始的。从康复训练补贴到"零拒绝"入学、"随班就读"政策，以及现在的职业技能培训，中国的自闭症孩子家庭已经走了三四十年。

大龄孩子的问题，目前暂时还没有很好的解决方案。如同当年一样，首先行动起来的还是家长们。在之前创办机构的基础之上，原先的机构从小龄孩子的康复拓展到大龄孩子的安置与职业技能培训上。

2018年，我当选上海市人大代表，提的第一个建议就是关于大龄自闭症人士的安置问题。5年过去了，虽然这个问题还没有得到完全解决，但是不管是养护的机构，还是日常安置的场所，已经在逐渐增多，政府也已经将这一块纳入规划中，相信未来的方向也会越来越明朗。

那么，自闭症人士能不能够就业呢？

2012年，有一位自闭症患者走进上海图书馆，成为上海首位、也是当时唯一就业的自闭症人士。这个唯一，一下就占据了好几年。即使栋栋的就业不是完全的独立就业，但是他却实现了零的突破，成为自闭症家庭学习的榜样。

栋栋是幸运的，经《解放日报》成功牵线，去了上海图书馆读者服务中心做志愿者工作，最终在2018年前与上海图书馆的服务外包公司正式签约，成为图书管理员。栋栋的成功离不开父母的坚持，自身的努力，社会的关爱以及领导、同事的包容。

2021 年 11 月，在得到了上海市普陀区政府、上海市普陀区党群服务中心以及上海市普陀区新的社会阶层人士联谊会的大力支持下，由我牵线，联合上海市人口福利基金会、上海市普陀区甘霖初级职业学校，为大龄自闭症患者提供就业实习的"星联·心"公益咖啡吧在普陀区党群服务中心成立。每个星期，孩子们都会来到基地学习制作点心和咖啡；而一旦我们有公益活动或相关会议，这些小小咖啡师、小小服务员便能够得到一次真实的工作机会。

不仅如此，越来越多的自闭症患者出现在像"爱咖啡""梦工坊基地""点点心意"等这样专门为自闭症患者提供的实习基地。而我也相信，越来越多的孩子未来也能够像齐齐一样，实现完全独立的就业。也许，现在就有，只是不为我们所知罢了。

每一次给家长演讲的时候，我都会罗列星宝家长们一路所遇到的重要问题。从最初的诊断、康复到后续的自理、就业等，最后一个问题便是"我不在了，孩子怎么办？"。

不管如何，当家长们还值壮年，能够陪伴在孩子身边的时候，孩子们总还是幸福的。如果我们老了，甚至走了，那么孩子该怎么办？我们又可以把孩子托付给谁呢？我们将来真的会"死不瞑目"吗？

其实，从另一方面来说，家长们自己的养老也是一个难题。当我们失能失智的时候，我们的孩子是没有能力来照顾我们的。

五年前某天，一位日本专家到星宝上学上海静安中心参访。巧的是，陪同人员中居然有大名鼎鼎的罗意爸爸。当时，他透露了一

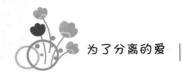

条信息：由他发起，几名家长在安徽省金寨地区获得了政府批的一块地，要为自闭症孩子家庭打造未来的生活空间。

而没过一阵子，我又接到一个通知，关于成年自闭症问题要召开一个研讨会。这样的活动，对于苦寻答案的我自然是不能缺席。罗意爸爸在那天也宣传了关于金寨星星小镇的筹备计划，另外也有几个商业机构和家长宣传了关于特殊人群的康复安置及养老项目。

在台下的时候，罗意爸爸遇到我，还特意问我："讲得好不好？清不清楚？"

"好，清楚。"我自然是要给予大力支持与肯定，这对于我们的孩子们也是一个里程碑的进步。但是，要去安徽的农村生活，并不是我的理想。

反而是另一个上海家长的发言引起了我的兴趣。其实，这位家长也是知名人士，他便是自闭症钢琴家周博涵的父亲。他提出来，由小年龄家长担任志愿者，去探望大龄孩子的想法。通过家长互助的形式，代代相传，为孩子们建立一个能获得关爱的机制。

午餐席间，我和另一位老家长交流了想法，对周爸爸的计划都表示赞同。由于自闭症家长的心愿相同，又能感同身受。当小年龄家长去探望的时候，会联想到未来孩子年老时，也是同样的情境，所以，对于我们特殊孩子家庭群体来说，这样的机制是最为单纯，也比较容易传承的。当场，我就报名成为周爸爸的一名家长志愿者。

但是，那个时候，我对于未来的概念仍然是不清楚的，因为所有的想法都建立在"志愿""自助"这样的概念上，缺乏法律和系统的保障。

直到认识普陀区公证处的李辰阳老师。也是一个活动，主题是关于参访中国香港的社会监护体系的分享会。而那个时候，我还不知道，李辰阳老师当时已经是中国公证"意定监护"最多的公证员。

"意定监护"是什么意思？简单来说，就是老人或未成年人、残障人士等人士的监护人不一定是自己的子女、父亲或亲戚，即"法定监护人"。可以由本人或父母为子女指定其他自然人或社会组织作为自己或残障子女的监护人。而且，"意定监护"高于"法定监护"。

在这里，重点是"意定监护"可以是其他的亲戚或朋友，也可以是一个社会组织。而对于我们家长来说，未来把孩子托付给一个受国家管理的"组织"比托付给一个具有不确定的"人"要安全得多。

在欧洲、日本、新加坡、中国香港地区等地这已经是一个成熟的社会系统了。而在中国内地，才刚刚起步；在上海，全国第一家社会监护组织还在筹备与酝酿中。

"意定监护"让我看到了光亮。活动结束没有几天，我就到李辰阳老师的办公室去请教。

——人

——财

——场所

李老师在纸上写下了这重点的三条。

所谓"人"，就是监护"人"，这是最为重要的一点。孩子未来养老场所选择、医疗决定、财产处理以及相关的法律事务等都要由

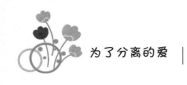

这个监护人来决定或执行。而且，这个人不仅可以是朋友或亲戚，也可以是一个组织。《民法总则》到之后的《民法典》在这一点上已经做了明确的规定。

而"财"就是要把家长们一生的财富积累最后都能够最大化地用到孩子未来的生活上。而目前已有的"保险金信托"或"家族信托"起点高，也不完全符合心智障碍人士的需求。由国家监管的，慈善性质的特殊需要财产信托是未来的出路。

最后，才是"场所"，即是孩子未来可以去的地方。根据经济情况、孩子障碍程度以及年老之后的生活处理水平，选择一个合适的安置场所也是很重要的。

不管是"财"还是"场所"，都是基于"监护人"的基础之上。而这样的法律实践在国内，目前还不是很多。中国在快速步入老龄化、少子化的社会现状之后，这样的需求将会大幅度增长。而对于自闭症家长本身，未来失能失智之后，也同样存在缺乏监护人的困境。

不管怎么样，我们真的是明确了努力的方向！而之后我才慢慢知道，李老师的孩子也有相关问题。

作为上海市第十五届人大代表，于2019年上海两会期间我递交了《关于制定职业社会监护人地方性法规的议案》。议案得到了广大代表的支持，上海市人大常委会也肯定了议案的进步意义。但同时也指出，目前立法还缺乏相应的实践与案例。

之后，上海第一家社会监护组织——上海市闵行区尽善社会监护服务中心正式成立，这也是中国第一家以社会监护为主要功能的社会组织。

马不停蹄，在李辰阳老师以及相关专业人士的指导下，2020年我又递交《关于鼓励建立社会监护人组织的建议》《关于推进意定监护类公证工作的建议》《关于公共监护信息共享的建议》；2021年《关于制定地方性社会监护组织管理条例的建议》；2022年《关于应对城市老龄化，完善社会监护法制体系的建议》《关于加强社会组织担任意定监护人实践工作的建议》。

不仅仅是我，政府、媒体、各级人大代表、政协委员等近年来对于社会监护体系等相关的问题也投入越来越多关注。相关意定监护和社会监护组织的内容也开始被增加到各类地方性条例之中。

罗意爸爸的金寨星星小镇也建立起来了，第一批家庭已经快乐入住。

周爸爸的家长关爱组织"爱托付"也已经正式注册，志愿活动已经开展，作为志愿者，我已经两次去探望大龄孩子。

在广州、在上海，又有社会监护组织登记成功……

相信我所知道的，只是冰山一角。全国有多少家长都在为此默默努力推动呢？为了自己和孩子的未来，更是为了未来更多的和自己一样的家长与孩子。也许我们面前的困难很多，也许我们的步子很慢，但是成为自闭症孩子家长的20年，我真真实实感到，所有的一切都在进步，也有了很大的改观。

第二节 在希望中前进

写文章累了的时候，我比较喜欢靠在沙发上追剧放松。齐齐下班回家，把一个白色纸袋塞到我手里：

"我们国庆节加班发的零食，妈妈，给你吃！"

打开一袋玉米卷，我边嚼，他边在边上叨叨他们单位的事情。不是他的领导有什么新的指示，就是单位又来了几个实习生。然后，再"盘问"一下你最近的工作计划，要去哪里出差，见了几个加盟商？谈得怎么样？最后，还是要绕到什么时候带他出去旅游，然后再算一下他今年还有多少带薪假期。

自从他工作之后，每年我的生日、三八妇女节、母亲节、圣诞节等，我都会收到他的小礼物，从耳环、手链、帽子、围巾到后来各类的衍生产品，挂件、玩偶等。单位里发的任何东西，哪怕只有一袋饼干，他都要拿回家，孝敬老妈。

巨蟹座的齐齐，真是名副其实的暖男，有时候还像个"老阿妈"，什么事都要管一管、问一问。我既享受他住宿舍时，我一个人的清静，也享受他回到家中，细碎的关心和分享。

齐齐工作的这几年，我们同样还是感受到，他依然在逐渐进步。他独立生活的能力越来越强，他面对人际关系时比刚参加工作的时候更好一些。他逐渐明白爱情求而不得，便放下，不要强求；也懂得要"紧跟"领导脚步，在工会活动时，选择和领导同一路线，即便这个地方他已经去过。

这些似乎没有人刻意教他，在他和同事们的交往中，在平时我和他的谈话的潜移默化中，在他自我思考之中，他慢慢懂得，如何找到自己的位置，如何与人相处。

所以，即便是大年龄孩子的自闭症，也还是在慢慢变化。所谓"活到老，学到老"，在哪种人群身上，都是适用的。对于像齐齐这样的自闭症人士而言，能够就着他们的能力，保持与社会的融合与连接，那么不管是对于他们的工作和生活的能力，还是性格、情绪都是有极大的好处。

在最近一次的访问中，有平台问我："你对齐齐未来的生活有什么希望吗？"

我答道："我只希望他未来的生活能够开心。"

这种快乐不仅仅包含生活的顺利，更是能够克服障碍、战胜生活的成就感，同样，也是认清自我、割舍妄念的平静，享受当下的喜悦。所以，我与他一起感知与享受当下。

而对于未来，我仍然在积极规划。

一方面，从政策层面，利用自己的社会职务及身份做一些推动工作。孩子和我们自己的未来和国家养老政策与福利关系甚密，关

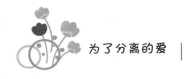

心养老事业发展便也是关心自己与孩子的未来。

　　而另一方面，因为每个家庭的实际情况不同，所以未来的规划肯定大相径庭，家庭经济条件、孩子的情况，以及家庭内部具体状况都是需要考虑的。

　　四年前，我便为齐齐购置了某养老社区的保险合约。当时，也是一位家长带我参观了该社区，附属的康复医院和丰富多彩的各类社区活动，以及全方位的服务让我动心。而今年我又将相关的这些保险合约都装进了保险信托之中。

　　当然，更为重要的是，我还在寻找合适的社会监护组织与相关的监督人。不同的剧本，已经在我的心里反反复复地思索与探寻。

　　这对于目前 40 多岁的我来说，可以说是未雨绸缪。但是，似乎这些还是不足够的。因为明天和意外，谁又知道哪个会先来？

　　去年夏天，有一个遗物展览的信息吸引了我。一位无儿无女的上海老人去世，为了确认是否有继承人在世，遗物整理师西卡接受了一份特殊委托。而在整理过程中，在一捆捆打包好的书和折叠的纸张中，找到 63 封老先生弟弟寄来的跨越 26 个年头的书信，牵扯出弟弟那个唤作"小明"的自闭症孩子。而此时老先生的弟弟已经去世十年，而小明则是老先生弟弟唯一割舍不下的牵挂。

　　如同小明的父亲，我们作为家长的，哪一个又会舍得下自己的孩子呢？我们的"闭眼工程"仍然有很多限制，我们的条件仍然不够成熟，也始终无法做到面面俱到。但是，作为家长，我们还尽力在这条道路上前进。

岁月仍然流淌……

人生在世，如白驹过隙。谁又会没有烦恼和遗憾？不管你是不是有一个自闭症的孩子。上天给我们的这个自闭症孩子，反而让我们的人生更为丰富，也更早让我们的人生得以通透。

在这纷扰的世界，总有跌宕起伏，喜怒哀乐。潮起潮落，享受当下，做好自己，过好每一天。简单的道理，却又很难达成。而家长们，如何放下焦虑，既为孩子积极准备，又保持心态平和与宁静，也是一道人生的题目。在祥和中，带着孩子过好每一天；在光明中，努力为孩子未来谋划。

 本章建议：

1. 作为家长，要勇敢站出来，让社会了解自闭症群体存在的困难，积极为孩子争取政策与权利。

2. 成年的孩子也需要社会融合，也需要家长的引导，相信孩子在成年之后，还会继续进步，特别是在生活的自理能力和人际交往方面。

3. 对于孩子未来，要根据自己的家庭情况，做好"人、财、场所"的未来计划，并带着孩子保持良好心态，过好每一天。

后　记

20 年的特殊教育生涯，让我对家长越来越不敢"说"。越来越多地了解自闭症，越来越多的案例以及越来越多的跟踪研究，如何让我既要对新家长们说"实话"，说"真话"，又要让新家长们能够保持信心与希望？这真的是一道难题。

对于自闭症，争议仍然很大。不管是小龄的康复和成长，以及成年后的发展方向和生活方式，每一个家长都有自己的想法。而孩子们，真的是根据家长的选择与做法，逐渐变成最终的一个结果。

齐齐也在 6 岁的时候开始学画，也曾经举办过画展；小时候也学过游泳、滑冰；也学过打鼓，但似乎最终都不了了之，没有一项坚持下来。和某些自闭症孩子家长在某些方面的坚持相比，我多少显得有些不够努力。

在我看来，从教育角度而言，自闭症的孩子其实跟普通孩子也差不多。小时候学琴、学舞、学乐器的孩子不少，但并没有多少孩子，最终成为音乐家、画家或科学家，多数的孩子都是有一份力所能及的工作，平平安安度过一生。

对齐齐，我也是一样，努力去尝试，但没有想过在这些方向去发展。我对他的培养，就是希望他成为一个平凡的普通人，能够自食其力，独立生活。所以，从能力的角度而言，我的训练就是把他变成各个方面都是平平，马马虎虎过得去的人。

孩子的成长，我觉得是一个长期的过程，而且并不是我们能够去塑造成什么样子的。一方面，还是要根据孩子的本身资质。自闭症的孩子绝大多数并没有超过常人的特质，只不过是通过长时间的练习，可以完成而已，离成为职业或成名成家的水准还相差甚远。而更为重要的另一方面，因为要练习那些特长，把原来均衡各项能力的时间都占据了大部分，最终那些日常所需要的能力却没有太多的时间去练习。

孩子的成功，是最终能够离开我们独立生活，同时，拥有对生活的热情与希望，即便在困难与挫败中，也能认清现实，有面对挫折的勇气。这样的人生态度与豁达，孩子并不与生俱来，而是在一点一滴的生活中、事件中逐渐积累，这需要大量的认知与体验。所以，让他去品尝人生的不易、人生的无奈，便是最好的学习。

我只想让孩子成为小草，柔弱而坚强，生生不息。

这本书写得非常辛苦。2021 年 11 月，父亲突然因病过世，之后又遇 2022 年上海疫情暴发，居家三月有余，我几近情绪崩溃。所以，一直拖到今日才完成。而关于社会监护部分仍然过于简单，

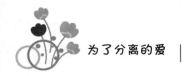

主要局限于自己对法律这方面还是不够专业。希望给家长们一些启迪。也希望在未来，我们真的能够完成"闭眼工程"，使自己不留遗憾。

2023 年 1 月

图书在版编目（CIP）数据

为了分离的爱 ：自闭症专家妈妈的育儿经.2 / 陈婕著 .— 上海 ：上海社会科学院出版社，2023

ISBN 978-7-5520-4096-8

Ⅰ.①为… Ⅱ.①陈… Ⅲ.①小儿疾病—缄默症—康复 Ⅳ.①R749.940.9

中国国家版本馆CIP数据核字（2023）第047698号

为了分离的爱
——自闭症专家妈妈的育儿经 2

著　　者：陈　婕
责任编辑：杜颖颖
封面设计：黄婧昉
出版发行：上海社会科学院出版社
　　　　　上海顺昌路622号　邮编200025
　　　　　电话总机021-63315947　销售热线021-53063735
　　　　　http://www.sassp.cn　E-mail: sassp@sassp.cn
排　　版：南京展望文化发展有限公司
印　　刷：浙江天地海印刷有限公司
开　　本：890毫米×1240毫米　1/32
印　　张：7.5
字　　数：158千
版　　次：2023年5月第1版　　2023年5月第1次印刷

ISBN　978-7-5520-4096-8/R·069　　　　　定价：39.80元